Santé et **Longévité**

par les plus récentes avancées
médico-scientifiques issues
des recherches de MIRKO BELJANSKI

Chez le même éditeur :

Mirko Beljanski, chronique d'une "fatwa" scientifique,
Monique Beljanski, 2003
La santé confisquée, Monique et Mirko Beljanski, 2005

www.tredaniel-courrier.com
info@guytredaniel.fr

ISBN : 2-84445-726-6

Dr Hervé JANECEK
avec la collaboration de
Monique BELJANSKI

Santé et **Longévité**

par les plus récentes avancées
médico-scientifiques issues
des recherches de Mirko Beljanski

Guy Trédaniel Éditeur
19, rue Saint-Séverin
75005 Paris

Sommaire

4e Partie
L'énergie

5e Partie
L'information et la mémoire

6e Partie
La sélection sur l'ADN

7e Partie
L'hologramme de santé

* Un astérisque placé après un mot, renvoie le lecteur
à une définition détaillée de ce mot dans les pages de l'index.

() les chiffres indiqués entre parenthèses
renvoient à une ou plusieurs références bibliographiques.

Remerciements

Je voudrais dédier ce livre à la mémoire de Mirko Beljanski (1923-1998), un chercheur-trouveur d'exception en biologie, l'un des plus féconds de la deuxième moitié du XXe siècle,

Mes remerciements vont à Monique Beljanski, son épouse, pour sa présence tout d'abord, mais aussi pour son soutien indéfectible et son aide, lors de la rédaction de ce livre.

Je remercie aussi Sylvie Beljanski-Mac Carthy, qui depuis de nombreuses années, œuvre inlassablement pour que l'héritage de son père soit le plus utile et le plus accessible possible, à tous ceux de par le monde – et ils sont nombreux – qui en auraient le besoin.

Merci encore à tous ceux qui m'ont aidé à relire, à corriger et à enrichir le manuscrit de l'ouvrage que vous avez en main : en particulier, je rends hommage au très bon travail de traduction de Melle Cheryl A. Metzger pour la version anglaise ; aidée de Mr John Hall que j'associe à cet hommage, ils ont tous deux fait que chaque phrase et chaque mot expriment au mieux l'idée originale en français.

Le Dr Schachter, dont la clinique aux USA est une des plus réputées pour la Médecine anti-âge et la lutte biologique contre le cancer, a également participé à ce travail et m'a fait l'honneur d'écrire la préface de ce livre ; qu'il en soit ici également remercié.

Je voudrais remercier aussi tout particulièrement le Dr Marie HAUMONT-COOLENS, qui par sa culture médicale et par son expérience clinique, a inspiré bon nombre des textes de ce livre ; sa démarche précise et rigoureuse auprès de ses patients, l'a amené à utiliser depuis de nombreuses années, des synergies de différentes techniques médicales; elle a pu ainsi discuter et corriger ce manuscrit avec autorité.

Merci enfin à mes proches, qui ont, avec une patience toute relative ! compris mes absences et excusé ma distraction, durant plus d'une année.

Hervé JANECEK
Juin 2006

Préface

Par le Dr Michael B. Schachter

C'est avec un grand plaisir que j'écris la préface de ce livre si particulier sur la Médecine anti-âge du Dr Hervé Janecek ; je n'ai jamais rencontré le Dr Janecek ; alors, pourquoi devrais-je rédiger la préface de son livre ? Je l'ai écrite à la demande de Sylvie Beljanski Mac Carthy, fille de Mirko Beljanski, dont l'œuvre est présentée en détail par le Dr Janecek. Utilisant les suppléments nutritionnels Beljanski pour mes patients depuis 1999, je suis convaincu qu'ils sont utiles et efficaces. À mesure que le travail et la vie du Dr Mirko Beljanski me devenaient plus familiers, j'en suis venu à croire qu'il était en fait le dernier scientifique et humaniste, qui je l'espère recevra un jour reconnaissance et honneurs à titre posthume.

Lorsque j'ai lu le livre du Dr Janecek, il m'a donné une compréhension plus grande et une meilleure appréciation du caractère exceptionnel de la recherche originale de Beljanski, ainsi que de ses applications pratiques. Bien que cette recherche ait démarré il y a des décennies, son importance commence tout juste à être reconnue dans les cercles scientifiques ; il a proposé un schéma d'explication du cancer qui lui a permis de développer un test important, l'*Oncotest*, afin de déterminer si une substance est susceptible de causer un cancer. Ce test n'est pas utilisé commercialement aujourd'hui, alors qu'il le devrait. Des intérêts commerciaux font que cette technique est laissée de côté, probablement parce que beaucoup de substances répandues dans le commerce, pourraient montrer un potentiel carcinogène et que cela apparaîtrait comme anti-commercial ! Bien sûr, il s'agit d'un point de vue de très court terme, car à long terme, éliminer les substances carcinogéniques de notre environnement serait bon, non pas seulement pour notre santé, mais parce que cela sera bientôt aussi économiquement rentable.

Sa théorie sur l'origine du cancer l'a aidé à développer des substances sélectivement anti-cancéreuses, qui inhibent et/ou contrôlent de nombreux types de cellules cancéreuses in vitro ou bien sur des modèles animaux. De nombreux patients cancéreux en France et en Belgique confirment leur efficacité, et je crois que ces produits ont joué un rôle significatif pour l'amélioration de mes résultats dans mon approche alternative de traitement du cancer.

L'idée controversée du Dr Beljanski selon laquelle l'ARN peut influencer l'ADN, et non pas seulement l'inverse, l'a conduit à s'opposer autrefois à son patron de l'Institut Pasteur, mais l'a amené à développer des ARN-amorçeurs, qui activent les cellules de la moelle osseuse. Cette contribution importante a de nombreuses applications pratiques, au premier rang desquelles, les patients cancéreux qui reçoivent des rayons et de la chimiothérapie peuvent réduire ainsi l'aplasie des globules blancs et des plaquettes de leur moelle osseuse, en prenant ces ARN-amorçeurs. Au moment où j'écris ces lignes, ce concept est en cours d'étude clinique officielle aux États-Unis.

Une autre application pratique du travail de Beljanski est qu'il a trouvé qu'un extrait particulier de la plante bien connue qu'est le *Ginkgo Biloba*, peut réduire l'activité des ribonucléases, enzymes qui détruisent les ARN et contribuent aux processus dégénératifs. Cette action des ribonucléases participe à la formation d'un tissu cicatriciel anormal (fibrose), qui est fréquemment observé chez des patients recevant des rayons pour leur cancer. En prenant cet extrait spécial de Ginkgo pendant ou après la radiothérapie, la fibrose apparaît réduite, ce qui a été mis en évidence par des études sur l'animal et par des observations cliniques de patients.

Le Dr Janecek discute de tous ces concepts et observations dans son livre, les expliquant dans le contexte de la théorie biologique, et montrant comment ces observations de Beljanski doivent non seulement être utilisées lors des traitements des cancers, mais aussi dans une grande variété d'autres cas cliniques, parmi lesquels les maladies virales ou les maladies auto-immunes, comme l'arthrite et la thyroïdite de Hashimoto.

Mais le livre du Dr Janecek va plus loin en expliquant le travail et les implications du travail de Mirko Beljanski. Il décrit une approche holistique et intégrative destinée à diminuer les effets de l'âge de plusieurs points de vue. Il montre brillamment comment l'organisme peut être vu comme un hologramme, dont les différents composants, les cellules, contiennent les mêmes essentiels éléments que l'organisme dans son ensemble. Dans son approche des problèmes liés à l'âge, il suggère que nous devons nourrir et détoxifier les cellules, ce qui dans le même temps nourrit et détoxifie le corps dans son ensemble. Il fait comprendre combien il est impossible de bâtir un programme anti-âge avec succès, sans considérer les différentes parties de la cellule et celles analogues de l'organisme, qui ont toutes besoin d'oxygène et de nutriments, à partir de l'air et de la diététique. Il propose des suggestions spécifiques pour une alimentation optimisée, soulignant le rôle de protéines de haute qualité, de graisses de haute qualité, des formes idéales et de la qualité des hydrates de carbone, des vitamines et des minéraux. Une alimentation de haute qualité est la première chose dans cette affaire, mais des suppléments nutritionnels de haute qualité également doivent être utilisés.

Le Dr Janecek consacre aussi plusieurs sections du livre à expliquer comment des substances toxiques, comme les pesticides et les métaux lourds, peuvent jouer un rôle en interférant avec le fonctionnement propre de l'organisme, tant à l'échelle cellulaire qu'au niveau du corps tout entier. Il propose des moyens pour réduire cette toxicité, comprenant la thérapie par chélation afin de débarrasser le corps des métaux lourds, comme le plomb, le cadmium ou le mercure.

L'exercice joue également un rôle pivot dans l'approche anti-âge de Janecek, car il permet une bonne utilisation de l'oxygène et par là-même une détoxification correcte.

L'approche holistique et intégrative défendue par le Dr Janecek prend en considération le comment de l'évolution des tissus embryonnaires et le pourquoi de son importance dans la reconstruction et la réparation du corps. Il pense qu'un programme anti-âge ne doit pas tenir compte d'un ou de deux éléments, mais doit inclure toutes les fonctions du corps simultanément : ainsi il montre comment le noyau d'une cellule est analogue au cerveau et au système nerveux central de l'organisme, et comment tous deux ont besoin de nutriments spécifiques, pour se débarrasser de leurs toxines.

Le Dr Janecek a brillamment associé un programme anti-âge complet, élaboré d'un point de vue holistique ou holographique, avec le travail ingénieux de Mirko Beljanski. Le résultat en est un programme excitant et pratique qui devrait bénéficier à tous les lecteurs qui le suivront sérieusement.

Michael B. Schachter MD, CNS
Directeur médical
Centre Schachter de Médecine alternative
Suffern, New York, 10901
845-368-4700
Site Web : http://www.schachtercenter.com

Note importante

Ce livre ne vise pas à se substituer à un avis médical dans quelque condition que ce soit, qui nécessiterait une consultation auprès d'un médecin.

Il se propose seulement de fournir des informations, qui seront utiles par la suite au lecteur, afin de collaborer efficacement avec son médecin, et avec tout autre professionnel de santé, en vue *d'atteindre un bien-être optimal.*

L'identité des personnes citées au cours de ces pages a été modifiée, afin de préserver le secret médical.

L'éditeur et l'auteur déclinent toute responsabilité relative aux produits et/ou services proposés ou mentionnés dans ce livre, ainsi que pour les dommages, pertes ou coûts que les lecteurs pourraient subir, directement ou indirectement, du fait de la mise en œuvre de ces produits et/ou de ces services.

Introduction

Chaque être vivant naît, grandit, atteint son plein développement, puis décline, s'use, tombe malade et meurt.

L'Homme n'échappe pas à cette règle : et s'il consacre souvent la première partie de son existence à travailler pour se loger, se nourrir, se vêtir, fonder une famille et vivre ou survivre, il doit parfois gérer dans la seconde partie de sa vie, tout un ensemble de maux physiques qui le handicapent, et qui peut-être vont compromettre une retraite bien méritée ?

La vie de tout être comprend deux phases :

Les effets du temps, et l'usure des tissus qui les accompagne, sont inéluctables ; mais que faudrait-il savoir pour au moins ralentir cette usure ? telle est la question à laquelle des médecins et des biologistes, toujours plus nombreux, tentent aujourd'hui de répondre (34).

L'usure des tissus domine la seconde phase.

Les médias consacrent ainsi depuis quelques années de longs dossiers aux différentes stratégies appelées « anti-âge* » ; leur point commun est de préconiser le plus souvent des méthodes que l'on peut qualifier de naturelles (hygiène de vie, nutrition, supplémentation*, consommation d'extraits de plantes) car le public sait bien que la prévention passe par des mesures de long terme, et que seules des techniques non toxiques, naturelles et parfaitement tolérées, permettent de préserver et/ou de préparer son avenir à long terme.

Une stratégie complète anti-âge à base de produits naturels est possible.

La nutrithérapie et les travaux de Mirko Beljanski

Pour que chacun comprenne ce qui est essentiel et ce qui n'est que secondaire dans l'avalanche des solutions proposées, nous avons écrit ce petit livre qui fait la part belle à la nutrithérapie* et à la biologie, en particulier aux travaux du biologiste Mirko Beljanski (5).

constituent une vraie révolution, ils permettent une connaissance de la physiologie cellulaire

Dès les années 60, celui-ci fut un des premiers à s'interroger sur la vie idéale de la cellule normale, sur la multiplication de son ADN, et en parallèle, sur les dérèglements qui pouvaient survenir (4). Il fut capable très tôt de proposer des mécanismes (déstabilisation de l'ADN*, mode d'action des ARN-fragments*) qui ont permis de comprendre la biologie intime de la cellule, et ont ouvert la voie à des méthodes pratiques, simples et très écologiques de prévention et de thérapeutique de nombre de maladies dégénératives.

et en particulier de son ADN

Prévenir les maladies et sauvegarder un potentiel de vie... n'est-ce pas là le but ultime de toute stratégie anti-âge ?

à côté des principes de base

Dans ce livre, nous avons tout d'abord présenté quelques notions de la vie cellulaire, afin que le lecteur comprenne bien les structures, les fonctions de la cellule, et les tissus du corps dans lesquels viennent s'inscrire les différents protocoles et les substances citées.

de la physiologie de la cellule et de l'organisme entier.

Un organisme complet est à la fois compliqué en apparence, mais très simple dans son ordonnancement, en particulier quand il s'agit de décrire les 4 grandes fonctions principales du corps.

Le lecteur suivra ensuite les méthodes proposées pour prévenir les dysfonctions et / ou rétablir l'ordre intime de chaque cellule, et plus globalement de chaque individu.

Ce livre est *un appel à la synergie* de toutes les stratégies utiles à la cellule et à l'individu, afin de leur redonner une vitalité normale.

Le lecteur comprendra pourquoi une stratégie Anti-âge doit être complète,

Chacun se souviendra qu'il possède un ensemble de gènes*, qui s'expriment en lui sous un visage unique : si l'expression de 30 % du pool de ces gènes ne peut être changée, on estime que la nutrition, l'environnement, le mode de vie, peuvent influencer les 70 % restants ! ce qui donne ce polymorphisme extraordinaire observé entre tous les êtres humains : nous avons donc la possibilité de changer pour une grande part l'expression de nos gènes : avec quelques informations choisies, nous pouvons ainsi profiter de cette plasticité, et influencer littéralement le cours de nos vies ...

comment il lui est possible d'influencer 70% de ses gènes

pour leur expression idéale.

Nous n'avons bien sûr pas la prétention de bâtir un traité de biologie en quelque deux cent pages, mais d'ouvrir l'esprit du lecteur à des notions simples, qu'il pourra ensuite discuter plus librement – et éventuellement compléter – avec le professionnel de santé de son choix.

Une lecture à conseiller à son médecin

Un des outils didactiques utilisé au cours des pages qui suivent, est le modèle de l'hologramme* – dont la définition figure en Annexe – et qui représente un mode de raisonnement et de synthèse très utile.

pour une meilleure compréhension et une collaboration efficace

1ère Partie
De l'ADN à la fonction

1 – La cellule, unité fonctionnelle

Voir la cellule simplement...

Afin de mieux saisir les différentes informations présentées dans ce livre, il est utile au préalable, de décrire très simplement la cellule : ces notions nous permettront de planter le décor, pour comprendre ensuite la logique des pages qui suivent.

Elle représente l'unité de base des tissus,

Chacun des tissus du corps est en effet composé d'unités fonctionnelles, les cellules (10) ; celles-ci sont toutes identiques et regroupent les mêmes organites internes, à la base de leur fonction.

elle est entourée d'une membrane

Chaque cellule est entourée d'une membrane, chargée électriquement et polarisée*, c'est-à-dire que la charge électrique externe est supérieure à la charge électrique interne (+/–).

et contient un noyau où se trouve l'ADN.

À l'intérieur, dans ce milieu appelé cytoplasme, se trouve un noyau également entouré d'une membrane, et qui contient une très longue molécule, l'acide désoxyribonucléique nucléaire ou ADN*n*, composée d'une succession de bases*.

Les messagers de l'ADN sont des ARN qui sont traduits en protéines.

Cet ADN est le support de l'information génétique : il envoie des messagers dans le cytoplasme (acide ribonucléique messager ou ARNm) qui seront traduits en protéines dans le réticulum endoplasmique* : celui-ci est un réseau de cavités, reliées les unes aux autres, qui crée la membrane nucléaire, les sacs de Golgi*, les lysosomes* ... autant de structures chargées de la digestion, du nettoyage, de la défense, bref, de la vie « au jour le jour » de la cellule.

Le réticulum endoplasmique crée les protéines,

Mais le rôle le plus important de ce réticulum, est la synthèse des protéines (enzymes diverses, protéines de soutien, hormones ...) grâce aux ribosomes* placés à sa surface, ou bien libres dans le cytoplasme.

il assure aussi la défense et le remaniement de nombreux organites cellulaires.

Pour assurer directement ou indirectement, ces différentes fonctions de synthèse, de défense, de digestion et/ou d'élimination, le réticulum, granuleux ou bien lisse est en renouvellement constant. Par l'intermédiaire des ribosomes, il est en contact permanent avec l'ADN du noyau.

L'ADN se divise, mais peut aussi s'altérer.

Par ailleurs, cet ADN nucléaire peut se diviser en recréant deux ADN*n* identiques, assurant ainsi la reproduction de la cellule ; il peut aussi se casser ou se bloquer, ce qui entraîne une déviance de ses messages (dégénérescence), voire la mort définitive de la cellule (apoptose, nécrose).

Dans le cytoplasme se trouvent les mitochondries

Enfin, toute cellule assure sa production d'énergie grâce aux mitochondries*, petits organites présents en grand nombre dans le cytoplasme et capables d'assimiler l'oxygène apporté par le sang : une mitochondrie contient aussi une petite molécule d'ADN (ADN*m*) et est entourée par une membrane, analogue à celle qui entoure le noyau ou la cellule tout entière.

L'énergie dans une cellule, c'est la molécule d'adénosine triphosphate (ATP*) que fabrique la mitochondrie, ce sont les charges électriques qui donnent une polarité aux membranes et ce sont aussi les messages électromagnétiques émis et/ou reçus par toutes les molécules en vibration dans le noyau et le cytoplasme...

où se fabrique l'ATP, la molécule réserve de l'énergie cellulaire.

Avec ces quelques notions sur la vie de la cellule il nous sera facile de comprendre ce qui est bon pour elle, ou à l'inverse d'appréhender ce qui va entraver son bon fonctionnement !

Schéma général de la cellule.

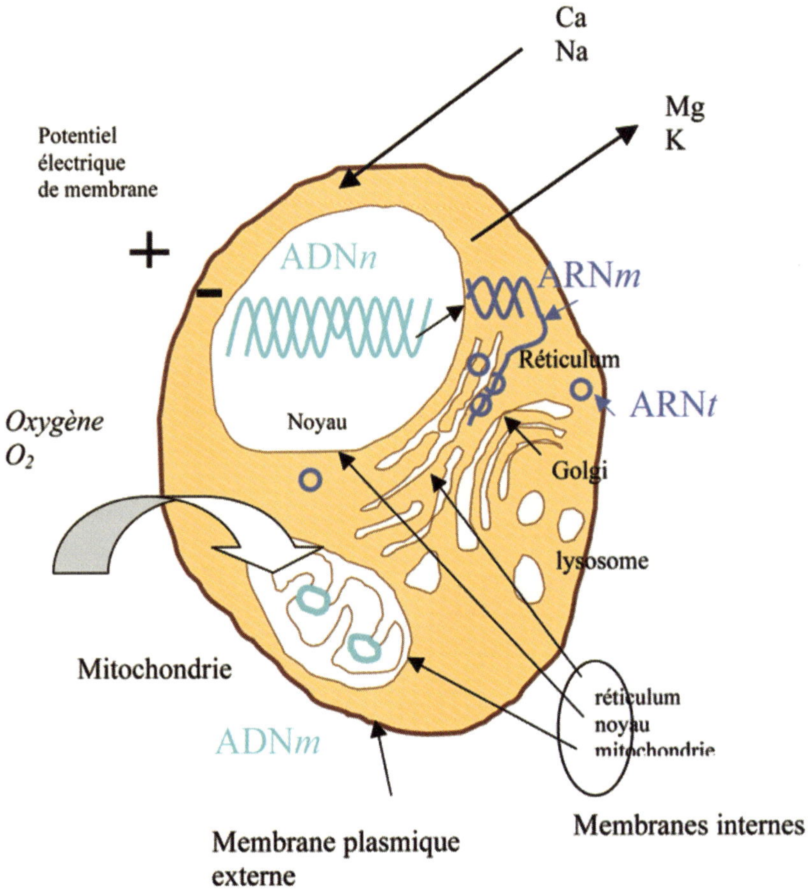

2 – L'ADN

L'ADN est devenu célèbre auprès du public.

L'ADN est une star : on en parle désormais dans tous les médias ; placé au centre du noyau cellulaire, il contient l'essentiel des gènes de la cellule : depuis quelques années et le début de l'essai de décryptage de ceux-ci, la notoriété de l'ADN est plus grande encore, et ce même auprès du grand public. Autant donc savoir un peu comment il fonctionne !

C'est un ensemble de nucléotides

L'ADN est ce que l'on appelle une macromolécule, composée d'une *longue chaîne de nucléotides**, dont la structure globale dans l'espace ressemble à une double hélice ; les 2 brins de cette hélice sont réunis par des liaisons électrochimiques faibles, appelées *ponts hydrogène*. Des protéines particulières, les histones*, se placent au contact de l'ADN, comme support et protection de la double hélice.

disposés sous la forme d'une double hélice.

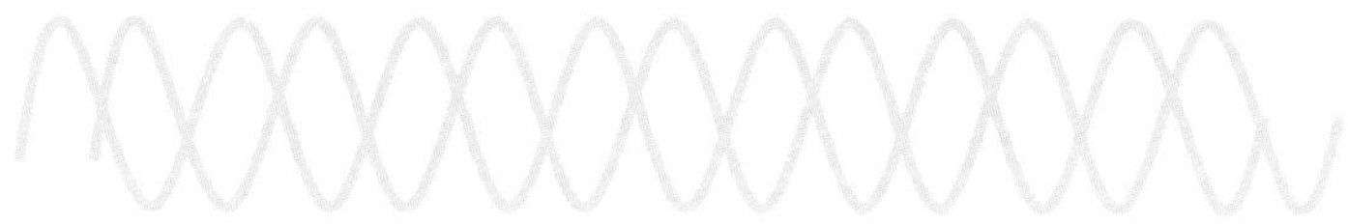

Une unité fonctionnelle de l'ADN est appelée un gène,

Un gène est une unité fonctionnelle, une fraction de cette chaîne d'ADN. Lorsque l'ADN doit s'exprimer – que ce soit pour la synthèse des protéines ou pour la division de la cellule – interviennent diverses enzymes*, qui déroulent et ouvrent la double hélice sur tout ou partie de sa longueur, et qui laissent donc plusieurs gènes disponibles pour une « transcription ».

les 2 brins d'ADN s'écartent et se rejoignent sans cesse.

Au repos, la cellule présente un ADN de structure tridimensionnelle, avec une double hélice dont les nœuds sont réguliers. Ces 2 brins d'ADN se stabilisent ou bien s'écartent au gré de la vie de l'ADN (jusqu'à 10 000 fois par seconde, ces vibrations pouvant être assimilées à un véritable phénomène de respiration de l'ADN).

L'ADN s'ouvre,

- Pour la synthèse des protéines nécessaires à la vie cellulaire, il existe en permanence des sites – ensemble de gènes contigus – de l'ADN qui s'ouvrent (pour se fermer ensuite), qui induisent la formation d'un ARN que l'on appelle messager (ARNm), lequel va migrer dans le cytoplasme pour être traduit en protéine.

un ARN est fabriqué

... puis une protéine.

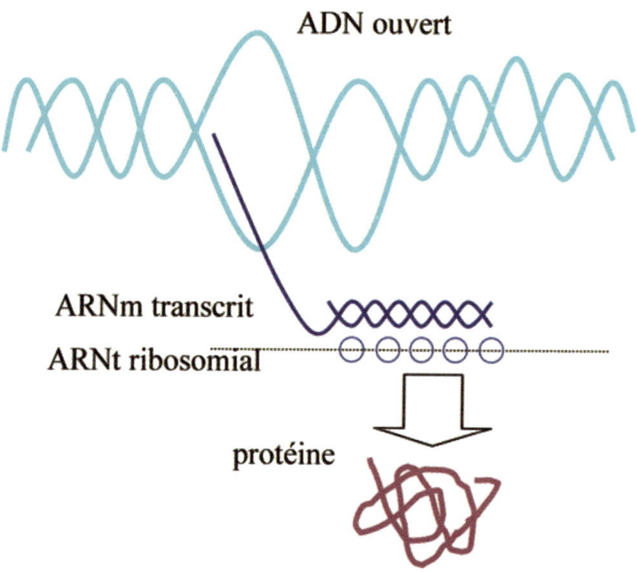

Ouverture de la double chaîne

Transcription de l'ADN en ARN, puis en protéine

- Pour la réplication totale de l'ADN et donc la division cellulaire (10), il se trouve d'autres enzymes qui ouvrent la double chaîne d'ADN à des endroits spécifiques, afin de démarrer sa copie à l'identique.

L'ADN peut s'ouvrir pour se répliquer tout entier.

Par le jeu complexe des enzymes de réplication,

la molécule d'ADN se recopie à l'identique.

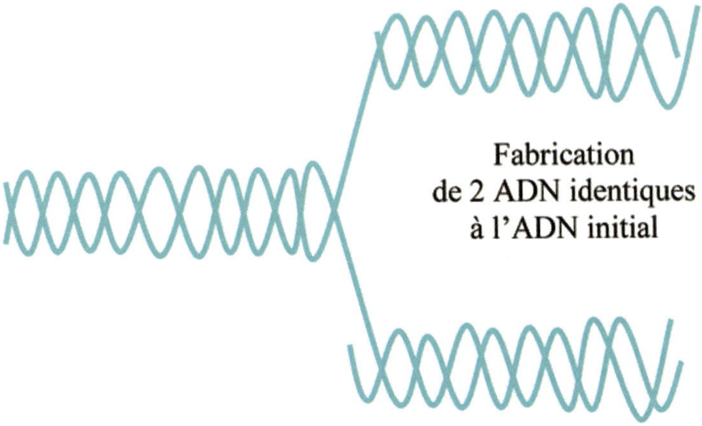

Fabrication de 2 ADN identiques à l'ADN initial

L'ADN s'ouvre et se referme pour s'exprimer normalement

Ainsi, dès que l'ADN doit s'exprimer et/ou se diviser, il ouvre sa double hélice, laisse traduire les informations nécessaires et se referme ensuite.

mais reste ouvert s'il est agressé.

Il en est de même lorsque l'ADN est agressé par des radicaux libres, ou bien par des toxiques : il se produit un écartement plus ou moins permanent, voire une rupture de la double hélice, ce qui entraîne des troubles de la vie cellulaire, pouvant la mener jusqu'à sa propre mort.

Il est heureusement réparé en permanence

En permanence toutefois, cette longue molécule d'ADN est réparée par des enzymes, elles-mêmes activées par des oligo-éléments : notre capital-gènes est donc bien protégé, mais en même temps, il reste fragile, en constante évolution, très sensible à l'influence du milieu dans lequel baigne la cellule.

3 – De la cellule unique au corps vivant fonctionnel

Chaque être humain a été au tout départ un œuf c'est-à-dire une seule cellule, née de la fusion des gamètes* de ses parents, l'ovule et le spermatozoïde : l'ADN de cet œuf va se diviser continuellement pendant 9 mois pour engendrer tous les tissus et les organes du corps.

L'ADN de l'œuf se divise

Un seul ADN sera ainsi capable de tout fabriquer : on dit que cet ADN initial de l'œuf est *totipotent**, c'est-à-dire qu'il peut synthétiser toutes les protéines de tous les tissus.

pour donner toutes les cellules ;

Mais plus tard, au fil des divisions et de la différenciation* de tissus toujours plus spécialisés (tissus conjonctif, osseux, musculaire, etc.), une partie toujours plus grande des gènes pouvant s'exprimer dans l'œuf ne pourra plus être transcrits et ne pourra plus s'exprimer dans la cellule spécialisée.

à chaque étape, les tissus perdent un peu de leur totipotence.

L'ADN pourrait donc ainsi être comparé à une bibliothèque de gènes qui correspondraient à des livres disponibles à la lecture, mais dont des rayonnages entiers, et pour chaque ouvrage, des chapitres complets, se fermeraient les uns après les autres, lors de la différenciation des tissus.

3 lames tissulaires principales

Pour passer de la cellule à l'organisme tout entier, l'œuf se divise et forme 1, 2 puis 3 lames de tissus (25). La première couche tissulaire – l'ectoblaste* – va alors former toutes les autres, le tout en respectant un gradient anatomique (entre intérieur et extérieur) et un gradient électrique, qui est analogue à ce

organisent le corps entier …

apparaissent et se placent successivement :

qui existe au niveau de la cellule, entre l'intérieur et l'extérieur de la membrane.

l'ectoblaste, puis l'endoblaste enfin le mésoblaste.

L'*ectoblaste*, la première couche, va différencier le cerveau et l'ensemble du tissu nerveux, jusqu'à l'épiderme de la peau. Puis il va produire l'*endoblaste**, lequel engendrera les muqueuses internes et bon nombre de glandes endocrines ou exocrines (thyroïde, thymus, arbre biliaire, pancréas, prostate). Entre ces 2 frontières, apparaît le ou plutôt les mésenchymes* (globalement le *mésoblaste**), qui vont différencier le tissu conjonctif, puis le squelette, les muscles et surtout le sang, les vaisseaux et la trame de tous les organes du corps.

De la cellule unique à l'être pluricellulaire : des fermetures ciblées de l'ADN bibliothèque.

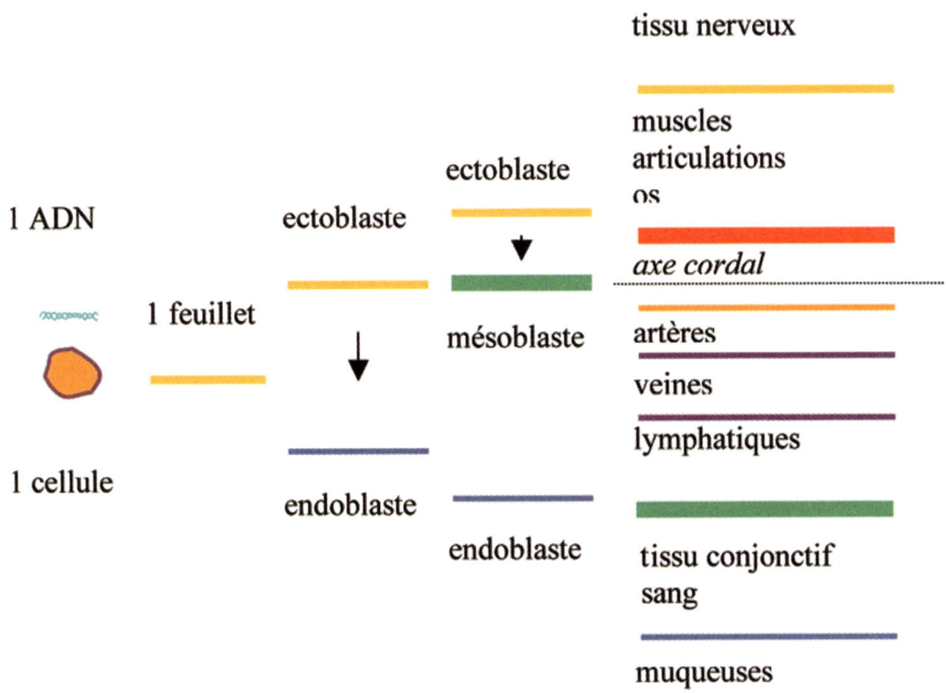

Coupe sagittale du tronc : les 6 lames tissulaires

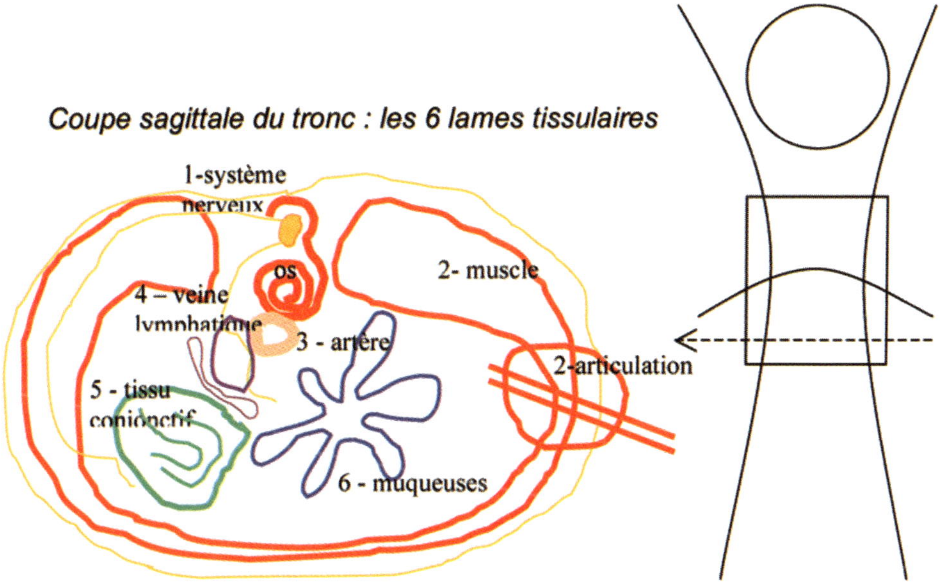

Un organisme fini

Le corps est désormais en place : il s'agit d'un ensemble très précisément construit, où tous les tissus sont *rangés* entre l'extérieur et l'intérieur, entre ectoblaste, mésoblaste et endoblaste, formant 6 lames tissulaires distinctes (25) :

est un tout précisément rangé

- D'origine ectoblastique : 1 – le système nerveux,
- D'origine mésoblastique, des lames tissulaires aux fonctions distinctes :

où les 6 lames tissulaires dessinent les organes

* Assurant le transport du corps : 2 – os-muscles

* Assurant le transport du sang et des liquides : 3 – artères, 4 – veines & vaisseaux lymphatiques,

aux 3 étages du corps.

* Constituant la trame / la structure du corps : 5 – le tissu conjonctif et les cellules du sang.

- D'origine endoblastique : 6 – les muqueuses et glandes dérivées.

L'ectoblaste et le système nerveux sont surtout présents à l'étage cérébral ;

Ces 6 lames tissulaires se retrouvent à tous les étages du corps, où elles forment des organes adaptés à une fonction précise (cœur, poumons, foie, reins, estomac, intestins…).

À l'étage **cérébral**, la dominante tissulaire est ***ectoblastique***/nerveuse, avec le cerveau, qui imprime ses rythmes (α, β, δ) au reste du corps.

le mésoblaste à l'étage thoracique (cœur/vaisseaux)

À l'étage **thoracique**, la dominante tissulaire est ***mésoblastique circulatoire***, avec le cœur et les poumons, qui s'accordent idéalement sur une harmonie rythmique cardiorespiratoire.

À l'étage **abdominal**, la dominante tissulaire est double :

et abdominal avec la masse du tissu lymphoïde ;

– ***mésoblastique*** d'une part, avec la masse du tissu conjonctif, sanguin et lymphoïde, présente bien sûr partout, mais prépondérante dans l'abdomen,

l'endoblaste est surtout abdominal.

– ***endoblastique*** d'autre part, avec l'essentiel des structures d'assimilation (estomac, intestins) et de désassimilation (foie, reins) ;

le rythme des 3 repas et celui de l'élimination des déchets étant les références dans le temps.

Les 3 parties du corps.

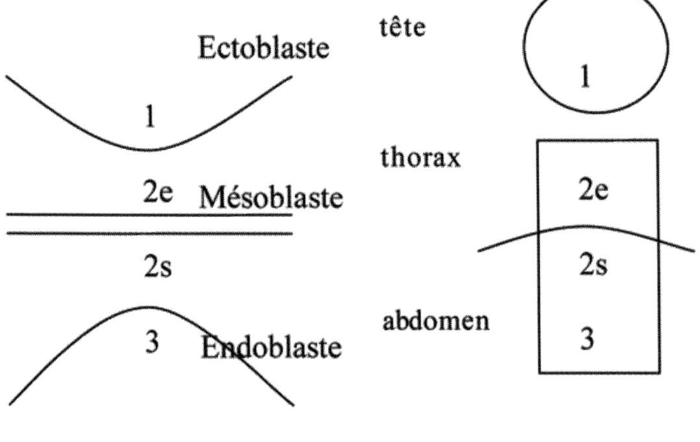

Globalement, le corps tout entier reste polarisé entre **ses structures internes** – les organes, le sang, le tissu conjonctif – et **ses tissus externes** : le tissu nerveux en particulier, auquel appartient le cerveau, garde en mémoire la géographie de toutes les parties du corps, et soutient l'activité électrique la plus intense.

Le corps n'est pas seulement une masse de molécules.

Il est information

Les échanges électriques entre le cerveau et le reste du corps par l'intermédiaire des nerfs répartis dans tous les territoires, créent un courant haut/bas dans les deux sens. De même les différentes circulations du sang veineux, artériel et de la lymphe créent aussi un fort courant longitudinal de charges électriques (25).

échanges électriques permanents

entre le cerveau et la périphérie,

L'ensemble de ces flux de particules, d'électrons, d'ions et de molécules chargées, fait la valeur du champ magnétique personnel de chaque individu.

ce qui crée des zones de polarité

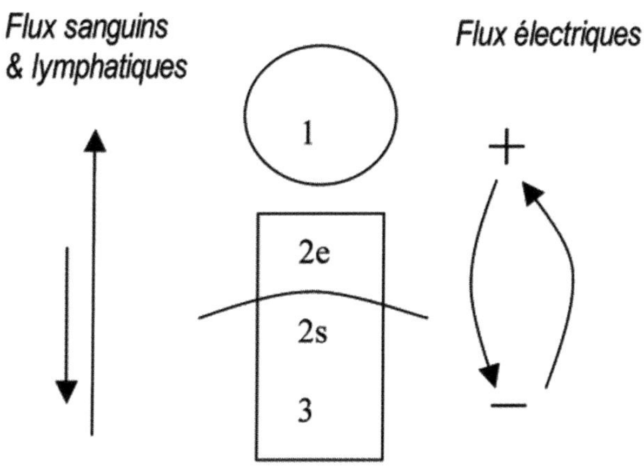

et aussi un champ magnétique

dont la valeur très individuelle

Constitution du champ magnétique corporel de par la dynamique des flux de charges et d'électrolytes*, entre les centres vasculaire (cœur) et nerveux (cerveau) et leurs périphéries.

est constamment remise en cause.

4 – Un même modèle pour le corps tout entier et la cellule

Entre la cellule et le corps entier,

Il est remarquable d'observer que ces 4 fonctions présentes aux 3 pôles : cérébral, thoracique et abdominal du corps tout entier, ont leur exacte correspondance à l'échelle de chaque cellule :

existe une correspondance structurelle et fonctionnelle

- Dans la cellule, l'ADN du noyau est l'analogue du cerveau de la boîte crânienne : il est comme lui le siège de la mémoire individuelle et le coordinateur général, ici des activités cellulaires.

Sont analogues : … le noyau et le cerveau, la mitochondrie et le système cœur/vaisseaux,

- La mitochondrie dans le cytoplasme trouve sa correspondance dans l'organe cœur, prolongé par le réseau artériel : son activité est rythmique comme l'organe et de plus, la mitochondrie réalise la réunion du glucose et de l'oxygène dans la cellule pour produire une énergie* mobilisatrice de toutes les molécules dans le cytoplasme. De la même manière, le cœur dans le corps tout entier prend l'oxygène des poumons et prélève les sucres dans les intestins, pour enfin les transporter ensemble jusqu'aux cellules.

le réticulum et le tissu conjonctif et/ou lymphoïde, ….

- Le réseau multiforme du réticulum endoplasmique dans le cytoplasme assure la *structure* de la cellule, donnant la forme et la fonction de la plupart de ses organites (digestion, synthèse, nutrition, défense). De même, le tissu conjonctif, plus ou moins densifié, dessine et infiltre tous les tissus et organes du corps, que le sang et le tissu lymphoïde nourrissent et défendent.

- Les membranes plasmiques extérieures correspondent à la peau et aux muqueuses ; barrières mécaniques et biologiques, elles effectuent un choix de ce qui entre ou sort de la cellule : elles sont à la fois nourricières, protectrices et aussi frontières d'élimination.

… les membranes et les muqueuses.

Ainsi, si les organes et les tissus ont des formes différentes liées à leur fonction respective, ils sont composés des mêmes unités de base, les cellules, qui recréent un autre individu analogue à l'échelle microscopique.

La cellule – unité de base – de tous les tissus et organes

L'invisible et l'infiniment petit a donc la même organisation que le visible, recréant à l'échelle du corps un gigantesque *hologramme**, dont les 10^{13} cellules sont autant de facettes proches, mais non pas identiques.

est une facette d'un hologramme à 10^{13} visages …

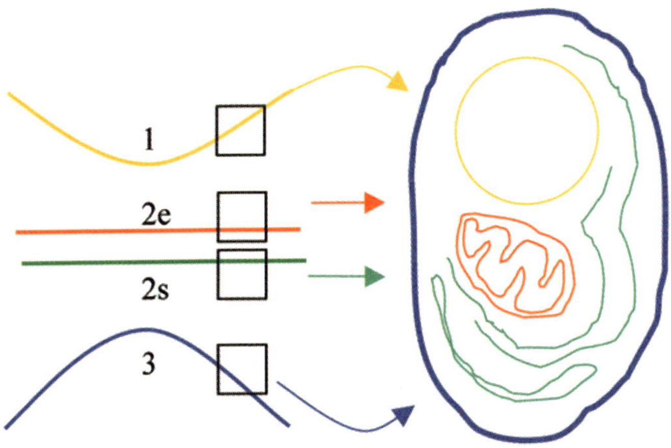

3 lames tissulaires,

4 fonctions.

* Un hologramme est une image en relief d'un objet – ou d'un sujet –, où chaque partie cohérente de l'image reflète la *globalité* de l'objet holographié : autrement dit, on peut comparer un hologramme à une mosaïque, où chaque morceau examiné à la loupe, redonnerait une vision un peu déformée, mais fidèle, de l'ensemble … voir annexe I.

En résumé

À l'échelle du corps tout entier***, il y a 3 lames tissulaires principales,*** dont l'une a une double destinée : ainsi dans le corps, se dessinent 4 fonctions, que l'on retrouve par analogie à l'échelle cellulaire (25) :

3 lames tissulaires,

4 fonctions.

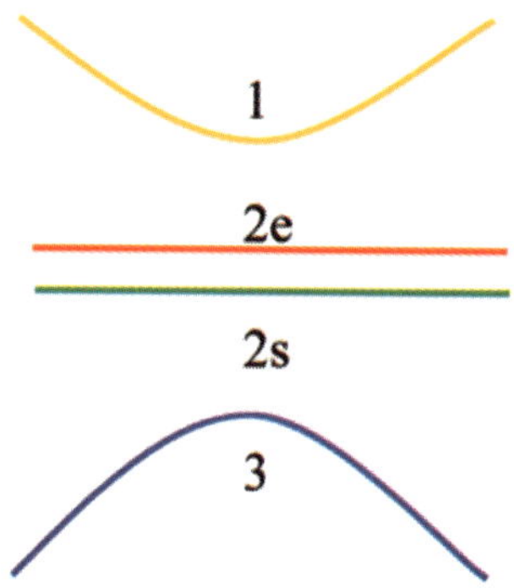

1 - Ectoblaste
COORDINATION /MEMOIRE

2e - Mésoblaste
ENERGIE/ TRANSPORT
2s – Mésoblaste
STRUCTURE

3 – Endoblaste
FRONTIERE

Correspondances fonctions
– structures tissulaires/ organiques et/ou cellulaires.

Fonctions	Structure cellule	Structure corps
Information coordination Mémoire	ADN	Cerveau
Fabrication et transport de l'énergie	Mitochondrie	Cœur Artères & veines
Structuration interne Anabolisme, Défense	Réticulum et autres organites cytoplasmiques	Tissu conjonctif et lymphoïde Moelle osseuse
Frontière externe Protection	Membranes extérieures	Peau & Muqueuses

5 – Stratégies anti-âge pour les 4 grandes fonctions du corps

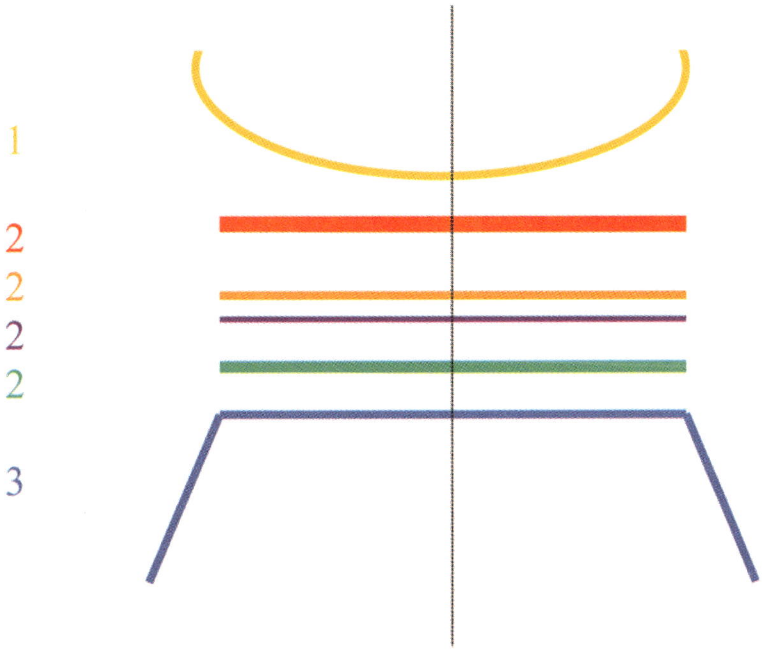

Si elle se voit confirmée désormais par l'embryologie moderne, la description tripartite de l'homme n'est pas nouvelle, puisque les médecins de l'ancienne Chine, ceux-là mêmes qui ont inventé la Médecine Traditionnelle Chinoise il y a plus de 3 000 ans, avaient déjà décrit l'Homme en 3 étages : un étage tourné vers le haut/Ciel et l'extérieur (que l'on peut rapprocher de l'ectoblaste et du tissu nerveux), l'autre tourné vers la Terre et l'intérieur (analogue à l'endoblaste et au tissu muqueux) et un troisième niveau intermédiaire entre les 2 premiers (à comparer au mésoblaste, aux tissus conjonctif, osseux, musculaire et vasculaire).

La Médecine Chinoise Traditionnelle avait déjà observé que le corps est construit sur la base de 3 éléments différents.

Une stratégie anti-âge idéale devra logiquement concerner ces 3 tissus

Le modèle de Médecine anti-âge ou bien préventive, qui est proposé dans ce livre, est nouveau, car il prône une stratégie concernant ***ensemble*** ces 3 lames tissulaires et ces 4 grandes fonctions du corps.

L'efficacité de la prévention comme le traitement des maladies

Nous affirmons que pour être efficace, il faut être complet. Allons plus loin encore, et disons que ***c'est seulement en proposant une stratégie anti-âge complète, que l'on devient réellement scientifique.***

Cette déclaration est d'ailleurs valable pour toute médecine (pas seulement dans le cadre du vieillissement progressif des tissus et organes) et nous y reviendrons dans nos conclusions.

passent par un programme complet

Ainsi, en suivant la simple organisation des tissus, tels qu'ils sont placés chez l'embryon, 4 fonctions tout aussi nettes – et 4 seulement – facilement descriptibles et reconnaissables apparaissent :

visant donc en même temps

les 3 tissus fondamentaux et les 4 fonctions.

Les 4 fonctions sont interdépendantes.

Il nous sera facile de comprendre qu'une stratégie anti-âge – c'est-à-dire visant à compenser au mieux l'usure des tissus – doit d'abord effectivement être complète et traiter ensemble les 3 tissus fondamentaux, ce qui sous-entend d'améliorer en synergie les 4 grandes fonctions du corps : pour caricaturer, il ne servirait en effet à rien de disposer de muqueuses en parfait état et d'un cerveau encrassé, ou au contraire d'avoir un système nerveux en ordre, mais une centrale énergétique limitée et/ou une immunité inexistante ; les 4 fonctions telles que décrites plus haut, sont de toute manière interdépendantes … elles doivent être ensemble au meilleur niveau !

Il est nécessaire par ailleurs que cette stratégie comprenne à la fois des actions visant les tissus, les organes, et la fonction qu'ils portent à l'échelle *macroscopique* (les intestins et la digestion, le cœur et l'activité physique, le cerveau et la mémoire), et qu'en même temps, ces premières mesures soient complétées à l'échelle cellulaire *microscopique*, par une supplémentation d'ordre moléculaire.

Des mesures à l'échelle du corps entier,

On joue ainsi sur les deux niveaux *macroscopique* et *microscopique* de l'organisme, à la fois sur l'ensemble de la mosaïque, et aussi sur chacune de ses pièces, ce qui donne un résultat bien plus rapide, bien plus constant et surtout plus durable.

complétées par une supplémentation à l'échelle de la cellule,

C'est **la stratégie globale intelligente** qui est ainsi mise en avant, plus qu'un ou deux produits, même si les molécules naturelles citées dans ce livre résultent de recherches et d'études extrêmement performantes.

forment une mosaïque cohérente.

Le lecteur, informé clairement que la mise en œuvre de différentes mesures complémentaires est possible et souhaitable pour entretenir sa santé sur le long terme, fera ainsi confiance à un thérapeute d'expérience pour le conseiller, plutôt qu'à un laboratoire ; plus à un Homme qu'à un produit.

La stratégie globale est privilégiée, plus que 1 ou 2 produits.

Cette information et cette prise de conscience sont les objectifs des pages qui suivent …

L'aide d'un thérapeute averti serait précieuse pour la mise en place d'un tel programme.

Ectoderme

Mésoderme e
Mésoderme s

Endoderme

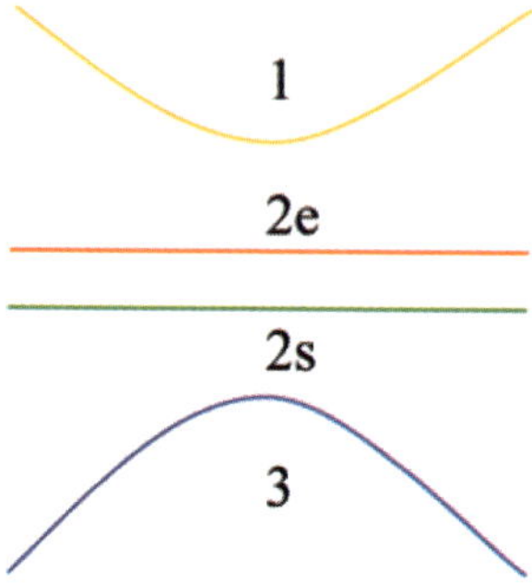

3 lames tissulaires embryonnaires pour 4 fonctions.

Tête

Thorax

Abdomen

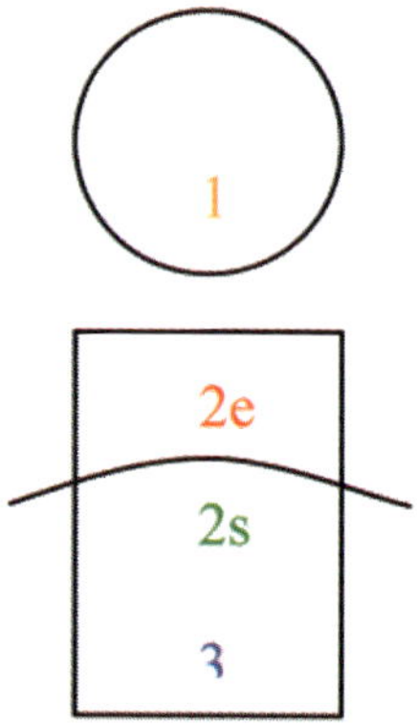

Les 3 étages du corps où les 4 fonctions se réalisent.

Noyau

Mitochondries

Réticulum

Membranes

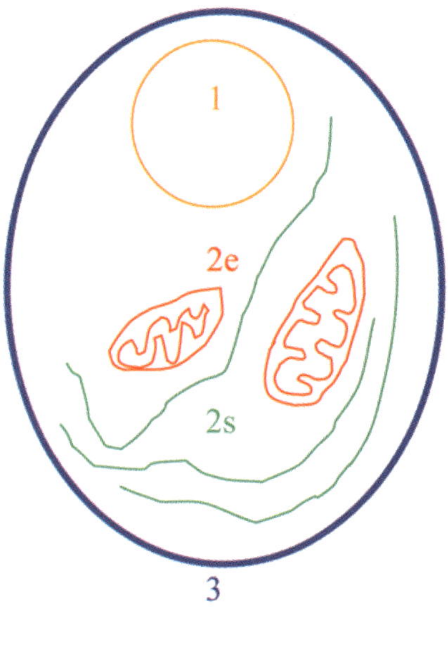

Les 4 éléments-clés de la cellule analogiques des 4 fonctions macroscopiques.

2e Partie

La frontière

6 – La frontière muqueuse

La peau et les muqueuses sont analogues aux membranes cellulaires.

Il est logique de rapprocher le tissu endoblastique d'une part, qui va constituer la frontière d'échanges vers l'extérieur de tous les organes à l'échelle macroscopique, et d'autre part les membranes de toutes les cellules, qui remplissent la même fonction à l'échelle microscopique.

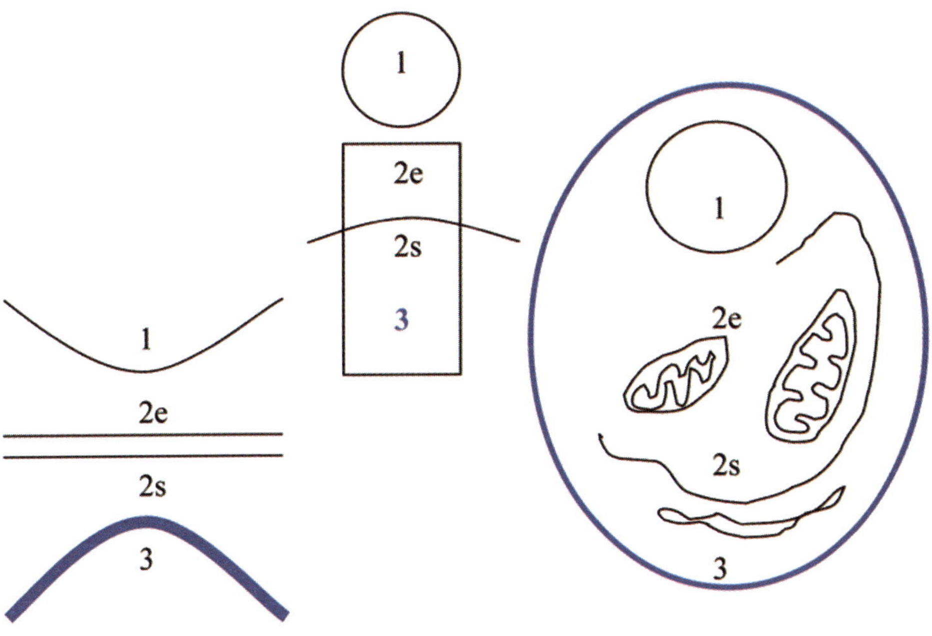

A B C

A l'échelle macroscopique, les muqueuses sont prépondérantes

Les muqueuses forment l'essentiel des frontières du corps : elles constituent une barrière mécanique, et aussi et surtout un filtre biologique d'une extraordinaire finesse.

75 % de cette frontière sont représentés par la muqueuse intestinale

ainsi que les organes qui y sont annexés (foie et pancréas).

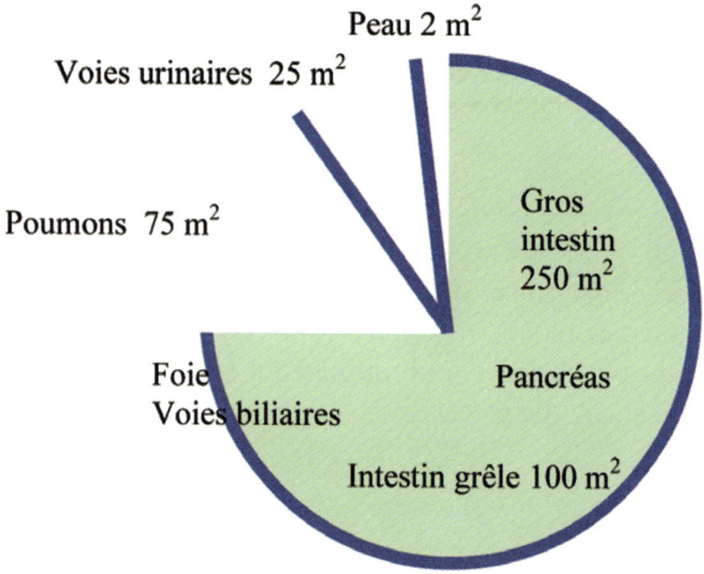

75 % du tissu lymphoïde constituent une 2e ligne de défense.

350 m² de ces frontières, soit les trois quarts ou encore 75 %, sont occupés par les muqueuses de l'intestin (intestin grêle 100 m²) et côlon (250 m²), derrière lesquelles logiquement se trouvent aussi 75 % du tissu lymphoïde, deuxième ligne de défense filtrant les molécules/informations entrantes …

Toutes les muqueuses ont un rôle :

Les muqueuses ont un rôle d'assimilation

- d'assimilation (les aliments pour l'intestin, l'air pour les poumons, la réabsorption des minéraux pour les reins),

… et aussi de désassimilation.

- de désassimilation (sécrétion/excrétion intestinale/biliaire et aussi pulmonaire, et par ailleurs filtration rénale).

La muqueuse intestinale a un statut tout à fait particulier puisqu'elle apparaît comme un fin parchemin entre 2 mondes :

Le sang et les tissus d'une part, et d'autre part une population bactérienne très active et nombreuse : il existe 10 fois plus de bactéries dans l'intestin que de cellules dans l'ensemble des tissus du corps.

La muqueuse intestinale - de 1/40e de mm - sépare un univers bactérien gigantesque du sang qui baigne nos tissus.

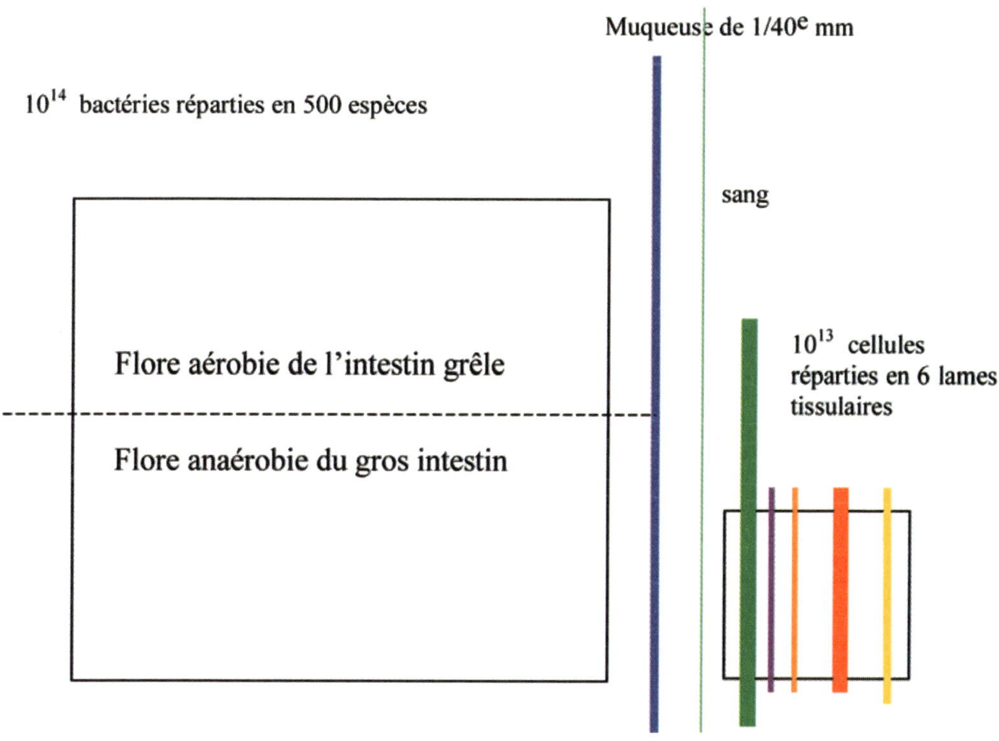

Les 2 mondes, bactérien et cellulaire.

On vieillit bien

Pour vieillir dans de bonnes conditions, c'est-à-dire pour sauvegarder une vitalité tissulaire optimale malgré le temps qui passe, il s'agit de :

... en assimilant des nutriments de qualité

- Favoriser les entrées de nutriments de qualité (rôle de l'intestin), capables d'être assimilés, et de reconstruire à chaque seconde les éléments usés du corps.

et en éliminant ce qui nous est incompatible.

- Favoriser les sorties de molécules toxiques, ou incompatibles avec l'individu (rôle du foie et des reins surtout, mais aussi et encore des intestins).

Les muqueuses sont au centre de ces choix.

Cette double stratégie implique un fonctionnement idéal de la barrière muqueuse ***dans les 2 sens***, quel qu'en soit le territoire.

7 – Assimilation

3 fois par jour le corps consomme des aliments complexes

Dans le sens de l'assimilation, le choix d'une bonne diététique est fondamental ; un aliment contient toujours à l'échelle moléculaire, des protéines, des nucléotides, des lipides, des glucides, des vitamines, des minéraux et des oligo-éléments ;

mais le repas de l'homme moderne est altéré de plusieurs manières

Les repas fabriqués aujourd'hui sont malheureusement porteurs de nombreux défauts. Ils contiennent : trop de sucres rapides, trop de sucres lents (résidus acides), trop de graisses saturées, trop de sodium (sel) et trop de molécules inassimilables, voire toxiques, nées d'une cuisson à température excessive.

... avec des excès néfastes

Ceci sans parler des polluants, additifs et autres conservateurs des aliments industriels.

et des carences !

Par ailleurs, le plus souvent, ils n'ont : pas assez de protéines de bonne qualité, pas assez de vitamines, d'oligo-éléments et de flavonoïdes, portés par les fruits et légumes frais (fibres et bases en défaut), pas assez de graisses insaturées, pas assez de potassium.

En résumé il faut :

En fait, il s'agit de se poser simplement 5 questions (22) :

Faire attention à consommer des protéines en quantité (1 g par kilo de poids et par jour) et en qualité ;

- Y-a-t-il trop ou pas assez de protéines dans mon assiette ? Comptez entre 0,8 et 1 gramme de protéine par kilo de poids corporel pour un adulte, soit environ 5 fois plus d'aliments réputés riches en protéines (œuf, viande, poisson, légumineuses, céréales complètes). Ainsi une personne de 50 kg doit-elle manger à peu près 150 g de poisson, d'œuf et/ou de viande par jour et 100 g de légumineuses – en 2 repas – pour reconstruire à chaque seconde ses tissus, dont la base est justement la trame protéique.

Surveiller ses apports en acides gras polyinsaturés de type oméga 3 et 6 , avec un rapport idéal de 1/5,

la santé des muqueuses en dépend ;

- Les graisses que j'ingère tous les jours sont-elles de bonne qualité ? l'idéal étant une forte proportion de graisses insaturées*, extraites par pression à froid (forme cis*), de type oméga 3 et oméga 6 (en proportion de 1/5) par rapport aux graisses saturées* : les acides gras insaturés assurent une fluidité idéale des membranes, dans toutes les cellules et leurs mitochondries, et en particulier dans le cerveau, qui a un besoin vital d'acides gras à longue chaîne (comme l'EPA* et le DHA*).

Prendre des aliments riches en énergie, à la mesure de son activité physique

… pas plus !

• Ma ration calorique est-elle conforme à mon activité physique ? 2000 calories/jour est la norme pour un homme, mais chaque individu a son apport optimal, qui plus est, variable selon les phases de sa vie (grossesse, enfance, vie sportive …). Ingérer trop de calories encourage un métabolisme (surtout intestinal) plus élevé, des combustions* plus intenses, une interaction entre les sucres et les protéines très dangereuse à terme, appelée *glycation**, et si la fonction respiratoire cellulaire est dépassée, plus de radicaux libres et d'acide lactique (voir chapitre *énergie*).

Choisir des fruits et des légumes frais et/ou cuits à la vapeur

• Les aliments pris tous les jours m'apportent-ils assez de minéraux, d'oligo-éléments et de vitamines, non pas pour un fonctionnement minimal de mon corps, mais pour l'optimum ?

car la méthode de conservation ou de cuisson peut altérer ce que l'on mange.

• Enfin, les méthodes de conservation, de préparation et de cuisson de mes aliments épargnent-elles ces nutriments ? ou bien au contraire les dénaturent-elles, même si mes choix initiaux de repas sont bons ?

Les réponses pratiques à ces 5 questions se trouvent dans une alimentation diversifiée et équilibrée, que l'on peut schématiser en quantité et en qualité par la pyramide ci-dessous : ce schéma montre les divers types de matières premières et les quantités à absorber chaque jour…

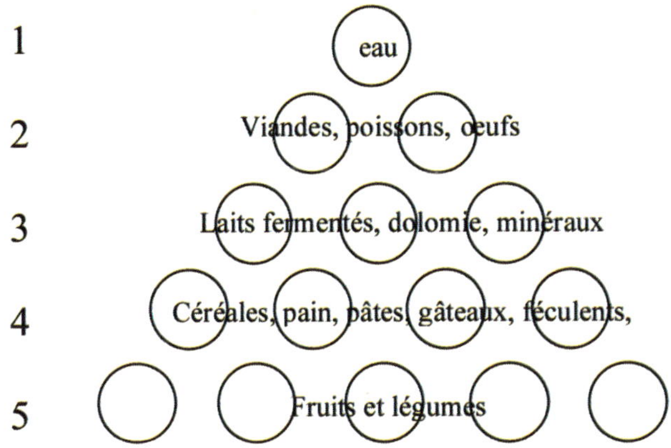

Une alimentation diversifiée dont les ingrédients sont répartis sous la forme d'un schéma en pyramide (adapté d'après les Drs Garnier & Waysfield).

En 1 figure **une** portion de 1 à 1,5 litre d'une eau de source, de pH* entre 6 et 7 et surtout faiblement minéralisée (résidu sec* inférieur à 100 mg/litre) ; l'eau est importante non par ce qu'elle apporte, mais plutôt par ce qu'elle emporte, les sels minéraux inorganiques n'étant que très faiblement assimilés dans l'intestin.

Une eau de source faiblement minéralisée et de pH acide

En 2 se trouvent les **deux** portions d'aliments protéinés (d'origine végétale et/ou animale, en préférant le poisson et la volaille plutôt que les viandes de mammifères) dont la somme doit être suffisante (5 g par kilo de poids et par jour), surtout pour les enfants en croissance, les femmes en période de grossesse, les femmes ménopausées et les personnes âgées qui les absorbent moins bien : *trop peu de protéines, ce sont des os fragiles, une immunité déficiente et un niveau de médiateurs* cérébraux et d'hormones à la baisse, d'où un vieillissement prématuré.*

des protéines en quantité, car leur carence d'apport est bien réelle

au cours de 2 repas par jour.

En 3, se trouve la nécessité de prendre **trois** portions d'aliments riches en calcium, en magnésium et autres minéraux (Fer, zinc, potassium), tout en évitant les laitages, au moins non fermentés (fromages, crèmes, glaces), pour les personnes qui

Les minéraux contenus dans les laitages sont en fait assez peu accessibles.

s'avèrent intolérantes* au lactose et/ou aux protéines de lait (ce qui concerne tout de même quelque 80 % de la population !). Pour ces derniers, qui sont donc la majorité, les fruits et les légumes peu cuits contiennent aussi des minéraux, apport que l'on peut renforcer par de la dolomie* et/ ou du plasma de Quinton*. Pas assez de calcium, de magnésium, de fer ou de zinc, ce sont encore des os fragiles, c'est un manque de force musculaire, une fatigue permanente, une fertilité et une immunité diminuées, ainsi qu'une respiration cellulaire impossible.

Ils peuvent être toutefois avantageusement remplacés par ceux des fruits, des légumes, par de la poudre de roche sédimentée et par l'eau de mer.

Une mention particulière pour le magnésium, élément clé de la réponse immunitaire d'une part, de la contraction musculaire, mais aussi indispensable au cycle respiratoire dans les mitochondries et tout autant pour recapter les médiateurs cérébraux produits par les synapses* (le magnésium se trouve en abondance dans les végétaux verts et dans les fruits secs).

Le magnésium est indispensable partout, mais sa carence est fréquente.

Une mention particulière aussi pour le zinc, présent comme catalyseur de plus de 100 réactions biochimiques différentes (les sources majeures de zinc sont les fruits de mer et les fruits secs).

Le zinc pilote plus de 100 différentes enzymes.

Enfin, une mention aussi pour le potassium, présent dans les fruits et légumes, équilibrant le sodium (le sel) trop présent dans les plats cuisinés et responsable de nombreuses hypertensions ; manger du potassium sous forme organique fait baisser la tension et s'oppose à l'ostéoporose, car si l'on doit excréter beaucoup de sel, s'installe en même temps une fuite durable de calcium …

Les propriétés hypotensives du potassium sont connues, mais le consommateur « moderne » continue à manger trop de sel !

En 4, il faut choisir **quatre** portions d'aliments riches en sucres lents (céréales, pommes de terre, pain, etc.) : sources d'énergie, ces aliments sont indispensables au déclenchement de la sécrétion d'insuline* à chaque repas, et donc aussi à la bonne intégration des protéines et des graisses.

Des calories oui, mais pas trop,

...

Mais chacun veillera à ne pas faire d'excès quantitatifs réguliers de calories, entraînant à terme obésité, résistance à l'insuline et diabète : *il s'agit de manger les sucres qui pourront être brûlés par l'oxygène inhalé, pas plus*. Sinon, trop de sucre trop souvent entraîne des phénomènes de glycosylation ou glycation (réaction protéine-sucre-oxygène) et un dérèglement de la sensibilité des récepteurs* cellulaires à l'insuline.

car le prix à payer est lourd, en particulier du fait des phénomènes de glycation et d'insulino-résistance.

En 5, la référence aux **cinq** portions de fruits et légumes qui doivent idéalement être consommées chaque jour : riches en flavonoïdes, en vitamines, en minéraux et en oligo-éléments, sous la meilleure forme qui soit, c'est-à-dire en combinaison organique, ces aliments contiennent nos antioxydants naturels. Attention toutefois à prendre les fruits en dehors des repas (à 10 h ou bien à 17 h), et à les consommer en fonction de la saison (volontiers en été, mais très modérément en hiver, sauf pour les fruits secs) mais aussi en fonction de sa corpulence (les individus maigres peuvent moins bien transformer les acides de fruits que les sujets corpulents) (31).

Les fruits et légumes sont riches en anti-oxydants naturels,

pour peu qu'ils soient consommés frais

et en fonction de la saison.

Le fait d'adjuver cette cuisine vivante d'huiles de table vierges, pressées à froid, à partir de l'olive, de la noix ou des graines de colza, permet l'apport (2 cuillères à soupe par jour) des acides gras insaturés indispensables à nos membranes cellulaires et mitochondriales.

Un mélange d'huiles de colza et d'olive vierges, pressées à froid apporte les acides gras poly-insaturés.

Cuisinés crus ou à la vapeur ou à four modéré, ces aliments vont nous délivrer leurs composants intè-

Une cuisson ménagée (<110 °C) évite l'apparition de molécules de cuisson franchement toxiques.

gres*, et très peu des molécules qu'ils contiennent deviendront des isomères inassimilables (forme *trans** des huiles chauffées ou altération des acides aminés passés au micro-ondes) ou des composés potentiellement cancérogènes (protéines de Maillard nées de la glycation, téralènes* des huiles de friture, benzopyrènes* des viandes grillées) (11).

La consommation d'aliments « matières premières » évite un part importante de l'encrassement tissulaire

Les différentes molécules nées d'une cuisson excessive, absorbées tous les jours pendant des décennies, constituent un facteur de vieillissement important : notre conseil est donc de consommer des « aliments-matières premières » le plus possible, crus ou cuits à la vapeur (55). C'est ce que l'on appelle une alimentation « vivante », au contraire des plats trop cuits, frits, irradiés et /ou conservés artificiellement.

L'alimentation vivante est ainsi source de santé

Il n'est pas question de faire une nouvelle religion de ces règles de vie, mais près de 80 ans d'expérience en Europe montrent qu'il s'agit là d'une diététique préventive de bonne Santé, voire d'une véritable arme de guérison pour de nombreuses maladies chroniques.

si on l'applique selon la règle du 80/20.

Ainsi, si nous suivons ces conseils pendant au moins 80 % de notre vie ou tous les jours pour au moins 80 % des aliments que nous consommons, nous avons une bonne chance de profiter d'un corps sain, capable d'autoréparation* et doué d'une bonne vitalité.

Si la proportion est inversée, par contre ...

8 – Désassimilation

Les muqueuses sont aussi une voie de sortie pour les molécules indésirables,

Dans l'intestin, mais aussi et surtout dans le foie et les reins, les muqueuses servent au passage inverse des molécules – cette fois indésirables – vers l'extérieur.

Si cette fonction est mal assurée, alors le corps qui s'auto-intoxique, vieillit plus vite, beaucoup plus vite !

rôle essentiel, clef du non-vieillissement du corps.

La première prévention de cette intoxination* est le bon choix d'aliments frais et bien préparés, dont les différents composants seraient cassés par nos enzymes digestives, aidées par une flore intestinale abondante, riche en bactéries du genre *Bifidum* en particulier dans le côlon. Suite à cette digestion, l'assimilation est optimale et les résidus de ces opérations sont facilement gérés par le corps.

L'idéal est l'assimilation de produits sains à la suite d'une digestion correcte …

Tout ne se passe pas si bien toutefois, et le devenir des molécules d'un aliment peut être schématiquement partagé entre 4 voies possibles :

Il y a 4 schémas possibles :

acceptées	
1 assimilées	2 non intégrées
Croissance Entretien Réparations	Encrassage Asphyxie Intoxination

En 1, le sucre ou la protéine est entré(e) dans le corps et a été assimilé(e) : tout va bien, c'est la voie royale de la *croissance différenciée*, et d'une physiologie d'entretien sans heurts. C'est aussi le chemin de la cicatrisation et de toute guérison en général.

1 - l'assimilation d'une molécule normale,

2 – le dépôt d'une molécule anormale, qui ne provoque pas de réaction du corps, mais son encombrement progressif !

En 2, le composant alimentaire a passé la barrière muqueuse, mais n'est pas apte à construire le corps : c'est le cas de nombreuses molécules trop chauffées, dont la configuration dans l'espace a été modifiée (protéines, acides gras), qui sont donc incapables de s'assimiler, et qui attendent d'être brûlées par oxydation, avant d'être éliminées en morceaux. Il n'y a pas de réaction immunitaire, simplement un stockage dans le cytoplasme des cellules et un encombrement graduel de celui-ci, souvent malheureusement jusqu'à l'asphyxie...

refusées	
3 éliminées	4 fixées
Inflammation Peau & muqueuses	Réaction immune Auto-immunité

3 – le rejet d'une molécule indésirable par les voies naturelles,

En 3, une molécule a été reconnue comme étrangère ou nocive au corps et va être éliminée au travers de la peau ou vers les émonctoires* naturels que sont intestins, foie et reins.

Cette réaction du corps est souhaitable et des muqueuses, rendues plus fluides par une richesse naturelle en acides gras insaturés, sont garantes du bon déroulement de ces opérations salutaires d'élimination.

4 – la réaction vis-à-vis d'un produit indésirable ...

En 4, des molécules le plus souvent des protéines alimentaires et/ou bactériennes et virales de la flore intestinale, chargées d'informations extérieures au corps, traversent une barrière intestinale trop perméable, puis vont être reconnues comme étrangères aux tissus. Malheureusement, si elles sont abondantes et si leur apport est répété souvent dans le temps, elles peuvent ne pas être éliminées. Si elles ressemblent alors à des protéines présentes à la surface de nos propres cellules, nos cellules immunitaires en les attaquant, vont aussi attaquer nos tissus. C'est ce que l'on appelle l'auto-immunité*.

... mais sans possibilité de rejet, entraînant l'auto-immunité.

Les processus d'encrassage* d'une part et auto-immuns d'autre part, sont des facteurs de vieillissement importants : également la stimulation excessive, par des molécules étrangères non désirables, des organes prévus pour leur élimination : le rein est particulièrement exposé au dépôt de complexes moléculaires indésirables, ce qui entrave sa fonction d'élimination et favorise le vieillissement prématuré.

Le dépôt progressif de molécules indésirables dans les cellules conduit à l'asphyxie et à la dégénérescence et/ou à l'inflammation chronique,

L'idéal pour traverser les années en douceur est donc de reconnaître les toxiques, mais aussi les aliments qui nous sont incompatibles, avant même qu'ils n'entrent dans l'organisme.

... tous les ingrédients d'un vieillissement tissulaire accéléré

La première prévention étant de ne pas les consommer.

Des tests développés largement en Europe (Grande-Bretagne, France, Belgique et Allemagne) permettent de doser les immunoglobulines G* dans le sang et de détecter ainsi les intolérances alimentaires (et aussi les allergies vraies grâce aux IgE) de chacun (47).

pour éviter les protéines auxquelles nous pouvons être intolérants ;

Il y a intolérance si les enzymes digestives du consommateur ne peuvent pas détruire un aliment, si la structure de ce qui reste après leur action est reconnue comme étrangère à l'organisme : il y a tout d'abord une réaction du corps qui se traduit par de l'inflammation ; en premier lieu sur les muqueuses de

il existe des tests individualisés à IgG.

Ces protéines provoquent une inflammation chronique dans l'intestin et sur nombre de tissus internes.

l'intestin, mais aussi sur n'importe quel tissu, après absorption en l'état de la molécule incriminée, et son passage dans la circulation générale.

Le Dr Seignalet a mis en évidence la pathogénie souvent répétée du gluten des blés modernes et de la caséine des produits laitiers, aussi celle des molécules de la cuisson.

Sans un test précis sur plusieurs aliments, on ne peut prédire à l'avance quel sera l'aliment déclencheur ; toutefois, le Dr Seignalet en France a systématiquement mis en cause les gliadines* du blé moderne et les protéines du lait (lactoglobulines, caséine) dans le déclenchement et l'entretien de nombreuses pathologies auto-immunes et d'encrassage (55). De même, les molécules issues de la cuisson au-delà de 110 °C, ainsi que nous l'avons vu, déclenchent volontiers de l'inflammation chronique sur les muqueuses intestinales et génèrent des dérivés cancérigènes, quand bien même elles ne le sont pas elles-mêmes (ainsi les benzopyrènes des viandes grillées sont d'authentiques cancérogènes).

Le Dr D'Adamo a mis l'accent sur les différences entre individus de groupe sanguin A, O, B ou AB :

Le Dr D'Adamo aux États-Unis (16) a pour sa part mis en avant les disparités nettes du potentiel de digestion que les groupes sanguins A, B, AB et O déterminent chez une personne ; ces différences concernent :

pour la facilité de digestion complète des protéines animales,

- le volume global de secrétions digestives (élevé chez le groupe O pour lequel la digestion des protéines animales est donc plus facile, et relativement plus faible chez le groupe A, qui devrait être plus enclin au végétarisme),

pour la tolérance à certaines lectines,

- la compatibilité d'un groupe donné (qui s'exprime le plus souvent au travers de ses sécrétions salivaires et/ou digestives) avec les protéines (lectines) ou les sucres de surface des aliments,

- la composition de la flore intestinale, dont les différentes populations sont inhibées ou favorisées selon leur protéines/leurs sucres de surface, le plus souvent voisins de ceux des groupes ABO.

pour la composition de la flore intestinale

- la variabilité de la physiologie des médiateurs cérébraux (dopamine*, sérotonine*, oxyde nitrique*) dans les 4 groupes.

pour la biochimie cérébrale.

Des tables alimentaires permettent ainsi à l'avance de savoir si un aliment risque de déclencher une réaction ou une impossibilité de digestion chez le consommateur, ou pas.

Avant un test individuel d'intolérances alimentaires,

Suivre ces indications au moins dans les grandes lignes, permet de soulager ses muqueuses intestinales d'une inflammation chronique persistante, *de garantir donc son imperméabilité relative à bon nombre de toxines* ou d'antigènes*, que ces antigènes soient alimentaires, mais aussi bactériens ou viraux. Elle permet aussi d'éviter que l'arbre biliaire ou que les collecteurs rénaux, ne soient encombrés de molécules à éliminer ***après un catabolisme complexe et coûteux en énergie***, dont les résidus là encore génèrent de l'inflammation, donc de l'usure et de la destruction.

la diététique ABO permet déjà un premier tri sélectif d'aliments peut-être déclencheurs d'inflammation.

L'inflammation chronique intestinale est un facteur majeur de vieillissement accéléré.

Il est établi aussi qu'une inflammation chronique intestinale, liée à toutes les causes citées plus haut, entraîne un déséquilibre de la flore intestinale : un pH trop élevé du côlon, une stagnation des aliments, leur digestion incomplète… amènent un développement anormal de la flore de putréfaction (clostridium …) ce qui libère un grand nombre de résidus de protéines, appelés polyamines ; ces polyamines en

Un déséquilibre de la flore intestinale conduit à une surproduction de polyamines

excès paralysent l'immunité à médiation cellulaire (32) en divisant son activité par 10 ! or 80 % du stock de nos cellules immunitaires se trouvent placés en bordure de la muqueuse intestinale (intestin grêle et côlon) ; s'il y a trop de polyamines dans l'intestin, notre potentiel immunitaire le plus précieux, placé juste derrière cette fine membrane de 1/40e de millimètre qu'est la muqueuse intestinale, se trouve dès lors quasiment hors circuit...

qui paralysent les 9/10èmes de notre immunité !

Pour éviter l'inflammation chronique de l'intestin , il faut épargner les reins et le foie, apporter les protéines et les acides gras indispensables,

Bien vieillir commence donc, année après année, par bien se nourrir, et par soigner son tube digestif, afin ***d'éviter son inflammation chronique***, son hyperporosité et le déséquilibre de sa flore, puis en second lieu à épargner son foie et ses reins, les lieux spécialisés dans le drainage du corps tout entier.

telle est LA stratégie anti-vieillissement axée sur les muqueuses,

Au cœur de tous ces dispositifs, **les muqueuses**, autrement appelées les épithéliums* de bordure, d'absorption et/ou de sécrétion, ***alimentées en protéines pour leur construction et en acides gras essentiels insaturés pour leur fluidité*** (39).

avec en plus une supplémentation :

Afin de garantir cette construction et cette reconstruction permanente (la muqueuse intestinale se renouvelle toutes les 48 h !), et à côté de l'apport indispensable en acides gras insaturés et en protéines, des stratégies récentes de nutrithérapie proposent 2 actions :

–. en pro-biotiques et pré-biotiques

- nourrir la flore intestinale réparatrice, en lui apportant 2 ou 3 fois par semaine durant de longs mois, une charge importante de plusieurs milliards de bactéries lactiques appelées probiotiques* (au premier rang desquelles, le *Bifidum*) ainsi que les fibres solubles qui accélèrent leur croissance, les prébiotiques* (23).

- fournir aux cellules de bordure le carburant qui leur est indispensable, c'est-à-dire avant tout 2 acides aminés, la L-Glutamine et l'Arginine, ainsi que du zinc, oligo-élément majeur impliqué dans plus de 100 opérations enzymatiques.

– en L-glutamine, en arginine et en zinc.

Ces 2 actions permettent de rétablir l'équilibre entre la muqueuse restaurée, à nouveau imperméabilisée, la flore intestinale rééquilibrée et l'immunité du consommateur.

9 – Protection des muqueuses : synthèse

En résumé, la protection de nos frontières muqueuses est fondamentale.

Elle comprend :

En résumé, afin d'éviter une usure prématurée de nos frontières muqueuses, soit plus de 99 % de notre surface corporelle, il faut :

- Une alimentation vivante, riche en matières premières, équilibrée et non dénaturée par les processus de conservation et/ou de cuisson.

une alimentation vivante,

- Une eau pure et sans polluants, faiblement minéralisée, de pH plutôt acide et dont le potentiel d'oxydo-réduction reste moyen (23-25), bue chaque jour à raison de 1 à 2 litres en quantité, voire plus selon la saison, le climat et son activité physique.

une eau pure de pH acide et rH2 bas,

des acides gras indispensables,

• Des acides gras oméga 3/6 dans un rapport de 1/5 (huiles de poisson, huiles végétales – de colza ou de cameline* – crues).

des protéines,

• Un apport protéique d'environ 4-5 g d'aliment protéiné par kilo de poids/jour.

un apport calorique mesuré,

• Une ration calorique modérée, dictée par l'exercice physique du jour et/ou les besoins de la saison.

des fruits et des légumes frais ou peu cuits,

• Des fruits et des légumes en abondance, selon la saison et sa propre constitution physique, riches en minéraux, vitamines et oligo-éléments, ces petits métaux qui font marcher les enzymes et qui captent les longueurs d'onde cosmiques.

des probiotiques, facilitateurs de digestion, réparateurs de la muqueuse intestinale et sources de vitamines,

• Une supplémentation régulière en pro- et en prébiotiques, afin de nourrir en permanence notre flore à *Bifidum*, garante de l'intégrité de la muqueuse intestinale et de la synthèse de vitamines, en particulier du groupe B, qui entretiennent la jeunesse du cerveau.

jusqu'aux tests individuels d'intolérance.

• Le cas échéant, un test sur les Immunoglobulines G du sang, permettant de déterminer individuellement quels sont les aliments à éviter, afin de limiter le passage de protéines alimentaires pouvant créer des intolérances.

3e Partie
La structure

10 – L'immunité

À partir du mésoderme embryonnaire, se forme le tissu conjonctif, qui infiltre les organes pour en assurer la forme et le soutien.

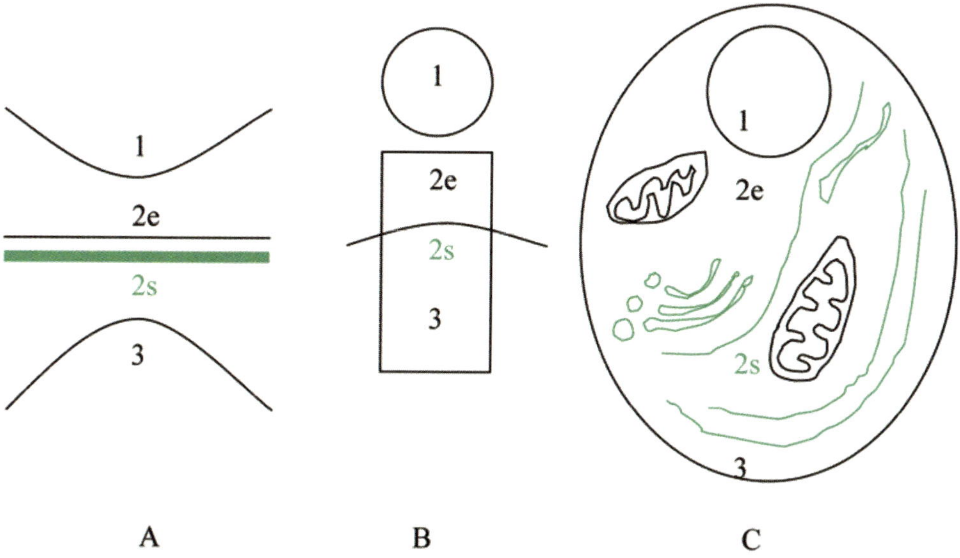

Ce mésoblaste diffus, présent dans tous les tissus et organes, a pour analogue dans chaque cellule, le réseau infiltrant et différenciateur du réticulum endoplasmique qui assure la construction, le remaniement et la défense de la plupart des organites dans le cytoplasme (réticulum lisse, lysosomes, Golgi, péroxysomes, etc.) (10)

Les tissus conjonctif et lymphoïde sont analogues au réticulum dans chaque cellule.

Le tissu conjonctif constitue la trame de soutien de tous les organes.

À l'échelle macroscopique, autant la peau et les muqueuses délimitent la forme extérieure du corps et en constituent la frontière externe, autant le tissu conjonctif donne la forme de tous les organes, en en assurant la charpente et le volume.

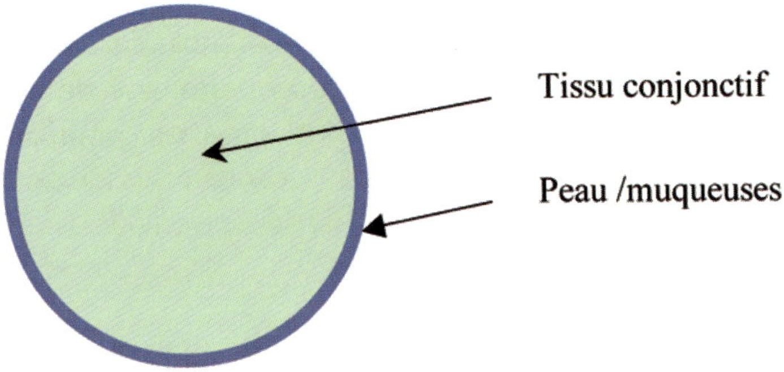

Présent surtout derrière la muqueuse intestinale (75 % de son volume),

le tissu lymphoïde est une barrière contre les bactéries et virus extérieurs.

Un dérivé particulièrement précieux de ce tissu conjonctif est le tissu lymphoïde*, qui assure la surveillance du corps, son immunité vis-à-vis des champignons, des bactéries, des virus et/ou encore de toutes les protéines qui lui sont étrangères ou qui sont – à l'intérieur de la cellule – sur la voie de la dégénérescence.

Le réticulum endoplasmique réalise la même fonction à l'échelle de la cellule.

Dans la cellule, le réticulum lisse, les péroxysomes et les lysosomes sont chargés de cette fonction de nettoyage de la cellule et de sa protection contre les intrus ; éventuellement, ces organites digèrent et éliminent les structures cellulaires internes devenues inutiles.

Le tissu lymphoïde est réparti en majorité (75 % de son volume) derrière les barrières muqueuses intestinales, afin d'en surveiller de très près ses 350 m^2 de surface.

Cette proximité fait que la majorité du tissu lymphoïde apparaît comme le verso de l'ensemble de la surface muqueuse, placée comme recto de cette frontière, à la fois **porte d'entrée** pour les nutriments, **sortie** pour les déchets, et **barrière,** si possible étanche et efficace, contre les intrus extérieurs indésirables.

Mais le tissu lymphoïde est un ensemble de cellules disséminées dans tous les organes ; chacune de ces cellules – qui sont mobiles – provient **des cellules-souches* situées dans la moelle osseuse**, lesquelles sont à l'origine de 5 populations de cellules vitales :

Ce sont les cellules-souches de la moelle osseuse

qui génèrent :

- Les globules rouges, appelés hématies, qui assurent le transport de l'oxygène dans les cellules [1] ;

Et aussi les globules blancs :

les globules rouges & les globules blancs

- dont les leucocytes [2], qui sont des cellules nettoyeuses à action locale, présentes dans tous les foyers de l'inflammation (cellules polynucléaires et macrophages) ;

parmi lesquels les leucocytes,

- les cellules tueuses [3], chargées entre autres, d'éliminer les cellules cancéreuses ;

les cellules tueuses,

- les lymphocytes B [4] qui produisent à distance dans le sang de grosses protéines, appelées les immunoglobulines, capables de fixer et de neutraliser des protéines étrangères, isolées ou non, et

les lymphocytes B,

- les lymphocytes T [5], qui après maturation dans le thymus et en coopération avec certains leucocytes, vont former la première ligne de front au

… et les lymphocytes T.

contact physique avec d'éventuels agresseurs (bactéries, virus, cellules avec protéines de surface jugées dangereuses ...)

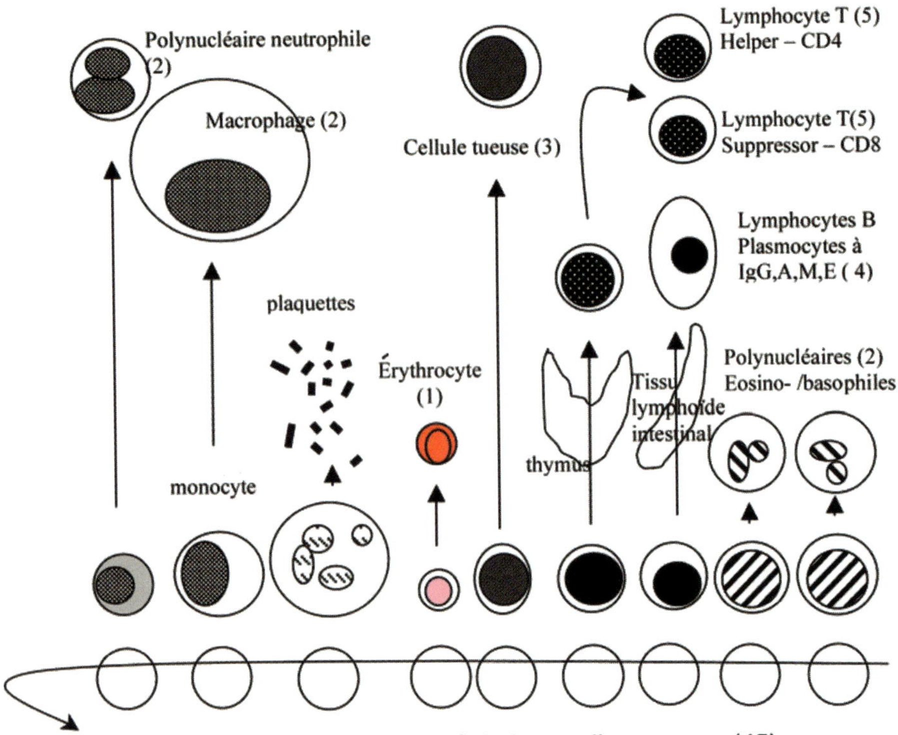

Cellules-souches multipotentes* de la moelle osseuse (45) génératrices de toutes les cellules du sang et du tissu lymphoïde.

Les cellules-souches de la moelle osseuse ont un double rôle.

Les cellules-souches de la moelle osseuse, en plus des hématies et des leucocytes, sont donc à l'origine, ni plus, ni moins, de tous les types de sentinelles du corps, qu'elles soient à action locale (immunité à médiation cellulaire par les lymphocytes T et les leucocytes) ou bien qu'elles agissent à distance (immunité à médiation humorale par les lymphocytes B).

Elles sont à l'origine des cellules du sang ...

Les recherches les plus récentes (61) ont par ailleurs démontré que ***ces cellules-souches***

étaient douées d'une extraordinaire plasticité* : elles étaient capables de coloniser après migration, n'importe quel tissu et de jouer le rôle de cellules-souches sur place, assurant les réparations tissulaires locales, et ce même pour des tissus censés ne plus se renouveler (tissu nerveux, tissu musculaire cardiaque) …

… mais elles peuvent aussi migrer partout et se différencier localement en tout autre modèle de cellule.

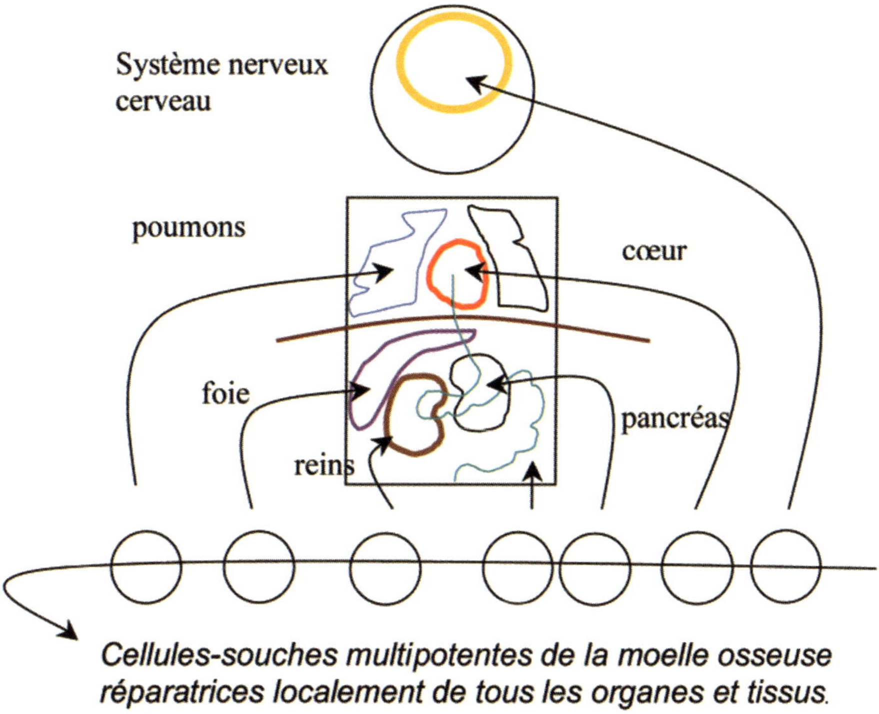

Une immunité solide est la capacité pour un organisme à trier et à maîtriser les informations qui sont extérieures au corps, afin de lui assurer son intégrité : qu'il s'agisse de protéines alimentaires ou bactériennes, de virus ou de champignons, organismes avec lesquels nous sommes toujours en contact étroit, son rôle est d'accepter et/ou de tolérer ce qui est bon, et de rejeter et/ou de neutraliser ce qui peut ne pas l'être.

L'immunité est un rempart vis-à-vis d'agresseurs potentiels externes ou internes.

Elle se construit tous les jours avec des nutriments,

Cette immunité se construit chaque jour avec une ration en protéines suffisante (les immunoglobulines, fer de lance de l'immunité humorale, sont des protéines !), des minéraux et des oligo-éléments indispensables comme le magnésium et le zinc, des vitamines comme les vitamines B et C et enfin, toujours des acides gras polyinsaturés, encore appelés vitamines F.

comme les protéines, les acides gras poly-insaturés, des vitamines et des oligo-éléments.

Ceux-ci assurent la fluidité des membranes cellulaires et donc ils permettent la mobilité des cellules qu'elles enveloppent ; celles-ci deviennent dès lors capables de migrer sur le lieu d'une infection ou d'une inflammation.

La réaction immunitaire, les vitamines et les oligo-éléments indispensables.

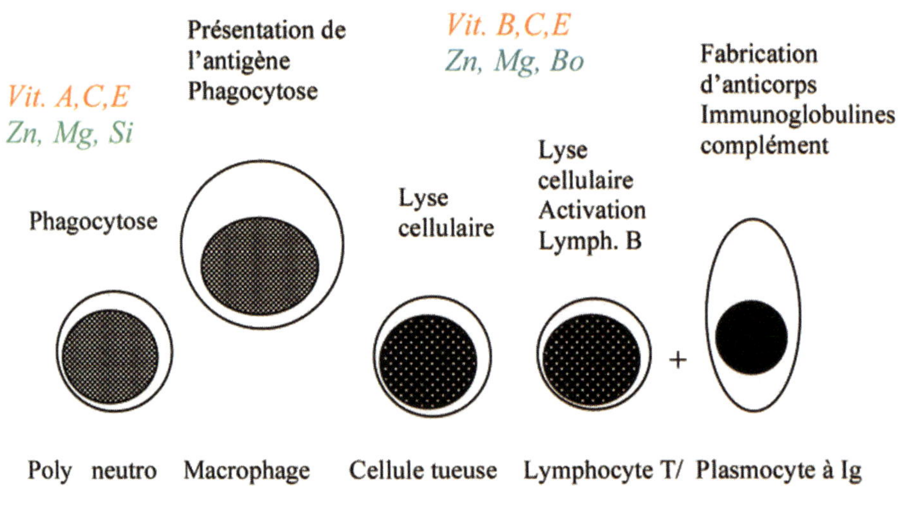

Pour doper la réaction immunitaire, les micro-nutriments sont essentiels.

Mais à côté d'une bonne nutrition en protéines, en acides gras poly-insaturés, en minéraux, en vitamines et en oligo-éléments, il existe encore des moyens tout à fait naturels, capables d'amplifier directement le nombre de ces cellules et donc d'augmenter leur potentiel d'action, c'est-à-dire leur efficacité globale.

11 – Mirko Beljanski et les ARN-fragments

Nous avons vu que dans une cellule, l'ADN était la bibliothèque ouverte de toutes les informations génétiques de la cellule. Mais qu'est-ce qui fait qu'un ADN s'active, entre en mitose (la multiplication de la cellule), ou au contraire, quel est le facteur qui peut le mettre au repos, le bloquer et empêcher son fonctionnement normal ?

En complément, il est possible de multiplier les cellules de l'immunité par une autre voie.

Le biologiste Mirko Beljanski (1923-1998), a tout particulièrement étudié l'activité des ADN (5) : beaucoup de facteurs chimiques, comme des hormones, peuvent activer, par fixation sur des sites précis, l'ADN d'une cellule. À l'inverse, des poisons, des métaux lourds ou encore des rayons gamma ou X sont capables d'endommager, voire de détruire cet ADN, soit directement par une action toxique, soit par l'intermédiaire des radicaux libres.

En étudiant l'ADN,

Mirko Beljanski a montré que des fragments d'ARN pouvait en moduler l'activité.

Mirko Beljanski a montré (6) pour la première fois au monde, à la fin des années 60 et au début des années 70, que l'ADN pouvait aussi être bloqué ou à l'inverse accéléré dans sa capacité de division, par certains fragments d'ARN.

La duplication de l'ADN dépend de certains ARN ;

En réalisant ces expériences, il a montré que l'ADN était donc, entre autres facteurs, aux ordres de l'ARN...

des ARN-fragments de longueur et de constitution différentes ont des propriétés différentes.

Ainsi, de petits segments d'ARN* (ARN amorceurs*) peuvent amorcer la division de cellules normales (5), d'autres ARN et à des endroits différents, sont capables de *stimuler* les divisions de cellules cancéreuses. Il existe des ARN de longueurs spécifiques qui *bloquent* au contraire la division de cellules cancéreuses, ou encore la multiplication d'ADN infectés par un virus (ARN antisens).

❖ ADN normal stimulé par un amorceur

Le premier ARN stimule un ADN de tissu sain.

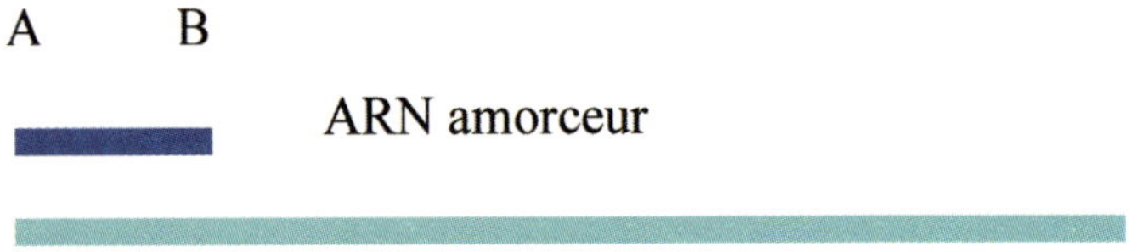

❖ ADN cancéreux stimulé par un ARN amorceur de longueur et de séquence différentes et sur un site différent

Le second ARN stimule un ADN de tissu cancéreux.

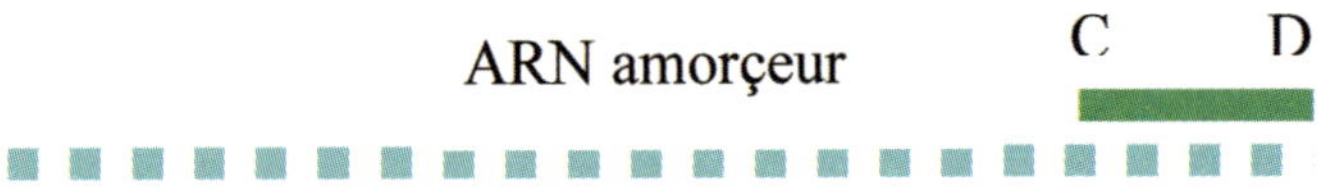

❖ ADN cancéreux ou proviral bloqué par un ARN antisens

Le troisième bloque un ADN proviral ou cancéreux.

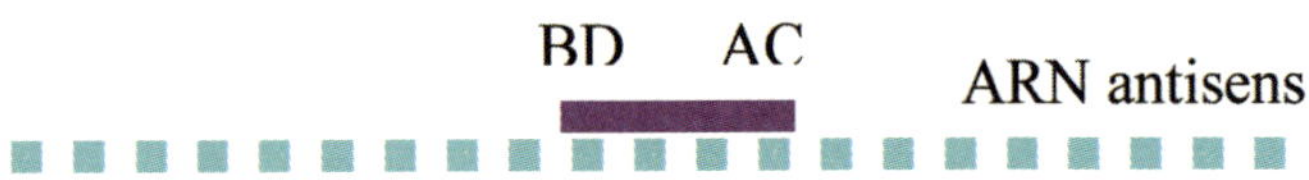

Les travaux de Mirko Beljanski sur l'influence capitale des ARN sur les ADN ont reçu de nombreuses confirmations ultérieures.

Les expériences de Mirko Beljanski sur les ARN antisens, antiviraux et anticancéreux (5), ont été confirmées dans les années 80 par plusieurs équipes de recherche américaines ; très récemment en France (Laboratoire du Généthon d'Evry – CNRS*), l'annonce d'une victoire possible sur la myopathie (20), maladie génétique grave, grâce à l'usage de petits ARN-fragments, est à nos yeux une suite logique de son travail de pionnier.

En effet, les biologistes qui pratiquent la thérapie génique, ne cherchent plus désormais à remplacer complètement un gène défectueux, mais plutôt à le masquer grâce à un ARN, qui le rend muet, de façon à permettre la transcription sans défaut du reste du message génétique. Ce petit ARN est porté par un virus au cœur de la cellule, et cette infection artificielle permet ainsi à l'ARN antisens attaché au virus, d'être présent dans toutes les cellules.

La dernière et non la moindre provient d'une équipe française travaillant sur la myopathie de Duchenne.

C'est dans ce cas avec un ARN que le gène défectueux est masqué, permettant la transcription d'une protéine globalement fonctionnelle.

Cette technologie nouvelle qui relance l'intérêt de l'étude du génome, pour le traitement des maladies génétiques, et peut-être aussi pour le traitement d'autres types de maladies dégénératives, a pour base l'utilisation d'ARN-fragments *antisens* pour moduler – ici masquer – l'activité d'un ADN défectueux, très précisément ciblé.

Même si les chercheurs d'aujourd'hui ignorent pour la plupart, ses travaux de recherche, longs et méticuleux, réalisés il y a 30 ans sur les ARN, on peut considérer que Mirko Beljanski est bien et sera à tout jamais, le précurseur visionnaire des techniques biologiques les plus avancées utilisées aujourd'hui par le génie génétique...

Mirko Beljanski a été le pionnier de l'utilisation des ARN en thérapeutique.

Dès 1975, à la recherche de moyens capables de renforcer l'immunité défaillante des patients cancéreux sous chimio– ou radiothérapie, Mirko Beljanski a isolé de petits ARN amorceurs, spécifiques des cellules-souches de la moelle osseuse. Injectés à un lapin gravement immunodéprimé, ces ARN étaient capables de restaurer en 48 h la population de ses leucocytes et de ses plaquettes.

Des ARN-fragments sont capables de stimuler spécifiquement l'ADN des cellules-souches de la moelle osseuse.

Expérimentation in vivo chez le lapin sous cyclophosphamide à dose létale (100 mg/j), distribuée tous les jours.

Des lapins recevant une dose de chimiothérapie létale du fait d'une immuno-dépression très sévère, survivent pourtant grâce aux ARN-amorçeurs …

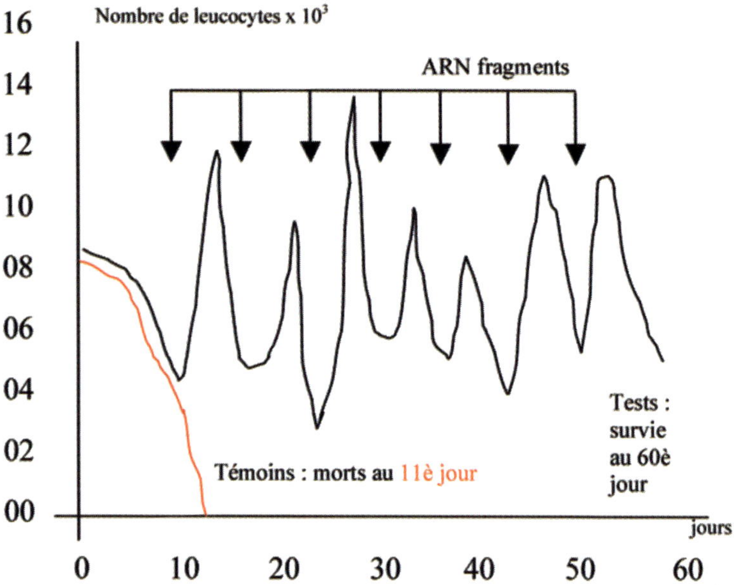

Les ARN-fragments sont utilisés chez l'homme depuis 25 ans ! …

Depuis 25 années chez l'homme, ces petits ARN amorçeurs sauvent également des vies humaines, en rétablissant en nombre, les leucocytes, les lymphocytes et les plaquettes dans le sang, par stimulation des ADN de leurs cellules-souches dans la moelle osseuse. Mais ils ne sont que très peu amorçeurs des cellules-souches des hématies. En cas d'anémie, ils perdent même de leur potentiel multiplicateur leucocytes (car rien ne se fait sans oxygène ! voir partie 4 : l'Énergie).

Patient atteint de leucémie lymphoblastique traité par chimiothérapie classique + ARN-fragments.

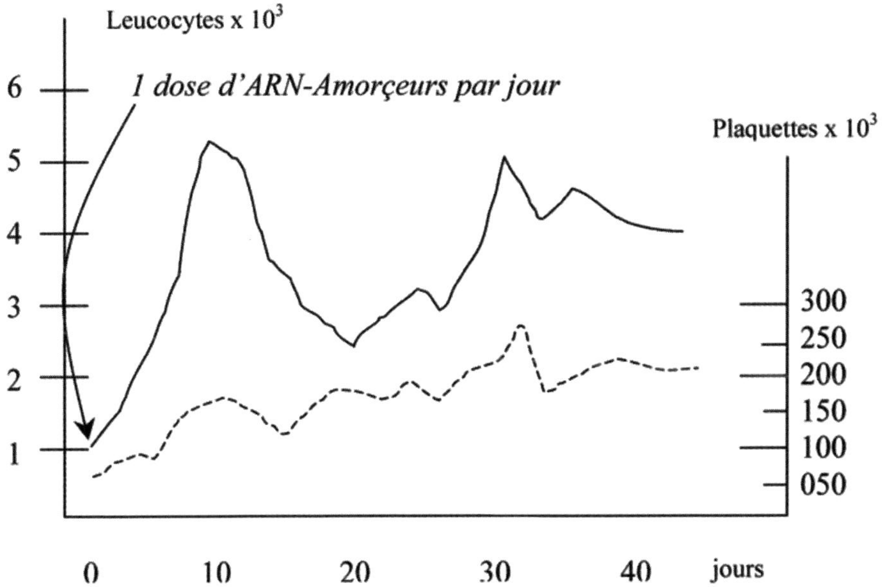

...rendant plus sûre ainsi à des milliers de patients la chimiothérapie anticancéreuse.

Une fois utilisés par les ADN pour leur amorçage, ces ARN sont dégradés sur place et/ou peuvent servir aussi aux réparations de l'ADN lui-même, s'il a été agressé dans sa structure, par les rayons utilisés lors du traitement des patients cancéreux, par des radicaux libres ou par des produits de chimiothérapie. Ce rôle protecteur de la structure de l'ADN a été également démontré par Mirko Beljanski (9).

Les ARN-fragments stimulent d'une part les cellules souches de la moelle osseuse et la protège intégralement des effets mutagènes des rayons ionisants.

Des lots de souris irradiées à 90 % de la dose mortelle pour leur espèce et leur taille, ont ainsi été intégralement protégés par la prise de ces ARN-fragments ; mieux, sur les 5 générations suivant cette irradiation délétère, les souriceaux nouveau-nés ne présentaient aucun défaut phénotypique (visible sur

La radioprotection conférée par les ARN-fragments a été confirmée sur 5 générations de souris.

leur corps), preuve de l'intégrité des cellules germinales* de leurs parents, et de leur protection par les ARN-fragments.

Les ARN restaurent une immunité perdue.

Ce potentiel immunostimulant et régulateur des ARN-fragments est une avancée précieuse pour la Médecine anti-âge : l'association de la *Nutrition* et des *ARN-fragments* constitue une **stratégie simple** de récupération d'une immunité affaiblie.

Mais ils peuvent aussi protéger l'ADN des cellules exposées aux champs EM de basses fréquences.

Le **pouvoir radioprotecteur** de ces mêmes ARN pourrait être un atout supplémentaire pour l'Homme moderne, désormais exposé à une pollution électromagnétique, de plus en plus préoccupante (voir le site internet du *csif)* : en effet, en plus des rayons UV-B naturels plus intenses du fait de l'élargissement du trou d'ozone aux pôles terrestres, ajoutés aussi aux rayons X des examens médicaux, l'émission de rayons Électro-Magnétiques (EM)* par les téléphones GSM, les antennes-relais, et les bornes Wi-Fi*, placées un peu partout dans nos villes, est en train de générer une nouvelle nuisance, celles des ELF (*extremely low frequencies*) ; or personne ne sait aujourd'hui quelles en seront les conséquences à long terme sur les organismes vivants que nous sommes (effets cancérogènes). Voir aussi p.119.

Des cures pluri-annuelles d'ARN-fragments contre la pollution EM !

Un apport régulier de ces ARN-fragments réparateurs, ne pourrait donc que constituer une bonne prévention de ces agressions nouvelles, à recommander en cures durant l'année, pour tous les citadins, utilisateurs assidus de téléphones portables et d'ordinateurs ! ainsi que pour tous ceux qui sont soumis passivement aux radiations des antennes-relais et des bornes Wi-Fi, c'est-à-dire à peu près tout le monde ! …

12 – Les cellules-souches, nouvel eldorado de la recherche

Dans chaque tissu ou organe, il existe des cellules indifférenciées capables de remplacer des cellules mortes et/ou lésées.

Chaque tissu renferme des cellules différenciées, qui assurent sa fonction (par ex. les cellules musculaires dans le muscle, les cellules pancréatiques dans le pancréas, etc.) et des cellules-souches, encore non spécialisées, qui sont capables de se multiplier, puis de se différencier à la demande, si le tissu ou l'organe a été blessé, et s'il a donc besoin de cellules remplaçantes.

Ces cellules-souches non spécialisées ont une action locale,

Ces cellules-souches existent partout, même dans le système nerveux (elles sont capables ainsi de se spécialiser en neurones, en oligodendrocytes et en astrocytes) ; elles sont identiques aux cellules embryonnaires, encore juvéniles et restent sans « métier » véritable jusqu'à leur réveil ! ...

sauf pour les cellules souches de la moelle osseuse qui peuvent migrer partout dans le corps.

Mais les cellules-souches de la moelle osseuse sont particulières, car elles sont non seulement capables de fournir des cellules du sang, mais elles peuvent migrer un peu partout dans le corps, se fixer sur un tissu ou un organe défaillant, et se spécialiser sur place, dans une direction parfois très éloignée de leur destin originel de cellule sanguine.

Ces cellules souches sont capables de régénérer même le cœur ou le cerveau.

Les cellules-souches de la moelle osseuse sont donc bonnes à tout faire ou plutôt à tout re-faire et cette propriété, valable même pour du tissu nerveux ou du tissu cardiaque, réputés non ou faiblement renouvelables, est une découverte récente et fondamentale (voir le site de *stemcellresearch*).

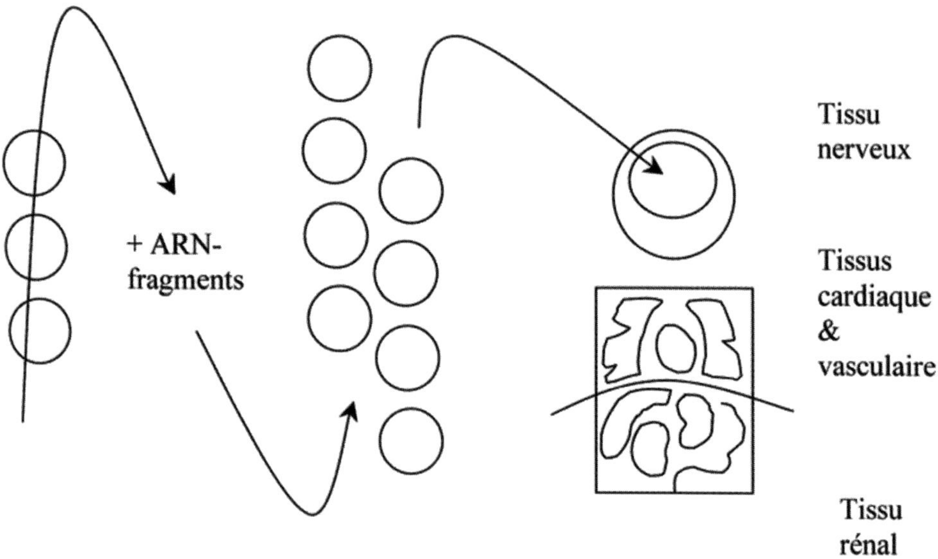

Multiplication des cellules-souches de la moelle osseuse par les ARN-fragments, pour une autotransfusion en cellules et une auto-réparation de divers tissus et organes.

L'administration de G-CSF à des patients cardiaques a permis une récupération fonctionnelle. Or les ARN-fragments ont ce potentiel multiplicateur des cellules souches de la moelle osseuse.

Ils pourraient ainsi réparer indirectement les tissus

Une étude canadienne de l'Université de Médecine d'Ottawa (61) a montré que l'administration durant 5 jours de G-CSF, un facteur de croissance des cellules-souches de la moelle osseuse, à des patients ayant subi plusieurs infarctus du myocarde, leur permettait de récupérer une grande partie de leur cœur lésé. Cette expérience montre qu'en multipliant suffisamment in vivo* les cellules-souches de la moelle osseuse, on peut reconstruire en partie un organe, distant de la moelle elle-même, et dont le potentiel d'autoguérison est très faible ! …

Étant donné qu'il est démontré que les ARN amorçeurs sont capables de restaurer le stock des cellules sanguines à leur niveau optimal, nous pouvons formuler l'hypothèse qu'ils peuvent aussi dans le même temps, faciliter la migration d'un stock renouvelé de cellules souches de la moelle osseuse vers un tissu ou un organe lésé, ce qui leur permettrait de se reconstruire sur place. Beaucoup d'observations cliniques permettent de conforter cette possibilité : en effet, d'après l'expérience de nombreux médecins, ces ARN-fragments sont capables de renforcer l'efficacité du traitement de malades cardiaques, de personnes souffrant de maladies fonctionnelles traumatiques, ou même de maladies dégénératives du système nerveux.

en leur fournissant des cellules souches médullaires ;

celles-ci peuvent jouer le rôle de véritables micro-chirurgiens, réparateurs locaux de lésions ou de pertes fonctionnelles,

Au contraire des facteurs de croissance, les ARN-fragments ne peuvent pas *stimuler à l'excès* la moelle osseuse, une régulation s'instaurant, dès que les valeurs physiologiques optimales sont atteintes.

Ils ne peuvent pas non plus stimuler d'éventuelles cellules précancéreuses en latence, puisque les sites d'amorçage de la multiplication des cellules cancéreuses sont différents des sites amorçeurs utiles à la reproduction des cellules saines.

en toute sécurité,

une régénération tissulaire très écologique et très physiologique!...

On peut donc imaginer **ces ARN-fragments comme un moyen très écologique, capable de lancer dans la circulation une armée de microchirurgiens**. Ceux-ci sauront reconnaître leur cible et la réparer : quand les signes d'usure tissulaire sont déjà là, ce serait pour chacun *le moyen anti-âge le plus perfectionné et le plus précis* que l'on puisse imaginer, afin de réparer et/ou de prévenir un dysfonctionnement organique.

Prévenir in vivo des lésions cellulaires,

Grâce à ces ARN-fragments de composition et de longueur spécifique, actifs sur les cellules-souches de la moelle osseuse, nous disposons d'une arme de prévention remarquable, synergique des micronutriments déjà cités, lesquels vont nourrir les synthèses initiées par les ARN.

le but même de la médecine anti-âge !

13 – Améliorer l'immunité et réparer les tissus : synthèse

Une immunité idéale se construit par :

En résumé, pour entretenir à chaque seconde, d'une part une immunité de bonne qualité, et d'autre part une capacité d'autoréparation du corps optimale avec le temps, il faut :

la consommation de protéines en quantité et en qualité,

- Consommer des protéines en quantités suffisantes (4/5 g d'aliment protéiné par kilo de poids et par jour, au moins en 2 repas).

... en évitant les intolérances alimentaires ;

- Eviter la prise d'aliments produisant des intolérances individuelles, générateurs d'inflammation chronique dans l'intestin, voire d'auto-immunité, qui sont des facteurs d'usure tissulaire.

des vitamines et des oligo-éléments ;

- Surveiller ses apports au moins en magnésium, sélénium, zinc et bore, éléments indispensables au bon déroulement de la réaction immunitaire.

des acides gras polyinsaturés ;

- Supplémenter son corps en acides gras essentiels, de façon à entretenir la souplesse des membranes des leucocytes et des lymphocytes, cellules qui ont besoin d'être mobiles pour être efficaces.

et des ARN-fragments, en cures renouvelées, afin de régénérer notre stock de cellules souches de la moelle osseuse.

- Faire une cure d'*ARN-fragments Beljanski®* à raison de 1 dose chaque semaine pendant 2 mois, cure renouvelée 3 fois dans l'année : notre potentiel immunitaire s'en trouvera alors optimisé, et la régénération de tous nos tissus et organes, à partir de cellules-souches de notre propre fabrication, en sera très largement facilitée.

Cas cliniques
ARN-fragments et immunité

Depuis plus de 25 ans en Europe, des milliers de malades ont bénéficié des produits de la recherche Beljanski, et en particulier des ARN-fragments.

Voici ci-dessous, une de ces observations cliniques, aimablement communiquée par un médecin du Collège européen, créé pour l'application en clinique de ces produits.

L'exemple de Anne V. qui suit, est démonstratif du potentiel de stimulation immunitaire et de régulation des ARN-fragments, même lorsque la fonction immune est au plus bas.

L'amorçage des lignées de cellules saines est possible, même en cas de leucémie, car les sites de stimulation des lignées cancéreuses sont différents géographiquement sur l'ADN, des sites d'amorçage des cellules saines.

Anne est née en 1964.

En septembre 1981, à l'âge de 17 ans, elle déclenche une leucémie myéloïde chronique, qui est traitée avec un antimitotique, l'Hydréa.

2 ans plus tard, soit en septembre 1983, la maladie échappe à tout contrôle et la chimiothérapie ne parvient plus à stabiliser les globules blancs, dont le taux augmente à 150 000 puis à 208 000 !

L'Hydréa a induit une aplasie très sévère des globules rouges et des plaquettes.

Le service où elle a été admise, ainsi que son père qui est médecin et chirurgien, ne lui donnent que quelques semaines à vivre ; ils décident de stopper l'Hydréa.

À partir de fin septembre 83, elle reçoit quelques doses d'ARN-fragments, à raison de 2 doses par semaine, prises le matin à jeûn ; les plaquettes et les globules rouges remontent, ce qui permet la reprise de l'Hydréa, laquelle ré-induit cette fois une diminution des globules blancs en 3 semaines jusqu'à 15 000 cellules/mm^3.

Anne a vécu ainsi pendant 10 années de manière très agréable, en prenant des ARN-fragments : il s'est trouvé que le produit à certaines périodes n'était plus disponible, et à chaque fois, Anne a fait une rechute de sa leucémie.

Les doses utilisées ont été de :

- 2 doses par semaine en continu au début,
- 1 dose par jour pendant 1 mois, après la première rechute, suite à un traitement par interféron inefficace,
- 1 dose par mois durant la majeure partie de ces années.

Anne est décédée à la 3e rechute, exactement parallèle au 3e arrêt complet de la fabrication des ARN-fragments en Europe, en 1993.

Au cours de ses 10 années de survie, elle a tout de même démontré le potentiel protecteur de la moelle osseuse des ARN-fragments, face aux effets parfois utiles, mais souvent délétères des chimiothérapies.

N.B : Les ARN-fragments sont disponibles désormais en permanence aux États-Unis depuis 1997, auprès de la société NATURAL SOURCE Ltd à New York.

ARN-fragments et réparation tissulaire

L'exemple suivant démontre le potentiel inducteur de réparations tissulaires des ARN-fragments, et ce même sur le système nerveux central.

Dans ce cas, le mode d'action de ces ARN passe vraisemblablement par l'activation des cellules-souches de la moelle osseuse.

Nathalie L. avait 44 ans en septembre 1983 quand à l'hôpital on lui a diagnostiqué une sclérose en plaques, après plusieurs poussées invalidantes de la maladie, chaque fois traitées avec de hautes doses de cortisone.

Elle est venue en consultation pour la première fois le 16 juin 1984 : elle présentait alors de graves difficultés à la marche, elle était soutenue par son mari et avait besoin d'une béquille pour la marche ; elle présentait une douleur et une faiblesse de la jambe et de la main gauche, une sensation de froid au pied et à la jambe du même côté, et des céphalées.

Son traitement a consisté en 4 séances d'acupuncture et la prise de 3 doses d'ARN-fragments, successivement à une semaine d'intervalle.

Le 23 juillet 1984, elle peut marcher 2 km et jardiner ! elle récupère de la force sur la main et la jambe gauche ; la sensation de froid disparaît et elle constate un retour à une sensibilité normale ; il reste seulement une douleur résiduelle de contact sur la cuisse et la jambe gauche ; elle reprend 2 autres doses d'ARN-fragments pour se réadapter au travail.

En mai 2004, soit 20 ans après, elle va très bien : elle n'a plus connu d'évolution de sa maladie et a gardé les acquis de 1984 : elle a repris seulement une vingtaine de doses d'ARN-fragments depuis 1984 en prévention, et ne prend plus aucun autre traitement.

Il est évident que tous les cas de sclérose en plaques ne répondent pas toujours aussi bien à l'amorçage des cellules-souches de leur moelle osseuse pour des réparations sur le tissu nerveux ; mais cet exemple est démonstratif de l'intérêt des ARN-fragments, même en cas de lésion tissulaire avérée, en synergie avec la nutri-thérapie et tout autre mesure utile.

ARN-fragments,
Immunité et développement cérébral
la prévention anti-âge dans l'enfance

Lorsque le cerveau est encore en cours de développement, il semble possible d'enrichir en peu de temps les connexions établies entre neurones (voir 5e partie, chapitre 21) toujours par l'action des ARN-fragments sur les cellules-souches, de façon à faire régresser les troubles envahissants du développement chez l'enfant ...

Suivent 2 exemples qui nous ont été aimablement communiqués par un médecin, spécialiste de la prise en charge globale de ces jeunes patients.

1er cas observé sur un enfant de 6 ans

Vincent V. est né en 1995 et vit avec ses parents à la campagne ; en mai 2001, ses parents se décident à consulter, car leur enfant est désormais refusé dans l'enseignement primaire classique et on leur demande de lui faire suivre une école spéciale dès la rentrée de septembre, du fait de son comportement. En effet, Vincent montre :

- un retard de langage considérable : à 5 ans et demi, il s'exprime comme un enfant de un an et demi (retard de 4 ans !),
- un comportement hyperkinétique,
- une agressivité importante,
- des tics fréquents de la face (une à deux fois par minute).

Il est traité par une seule séance d'acupuncture au laser et les parents commandent des ARN-fragments : le protocole instauré est de 1 dose à prendre tous les 2 jours durant 20 jours.

L'enfant n'est revu qu'en octobre de la même année et alors, les parents expliquent que :

- Les tics ont disparu après la séance d'acupuncture.

- Le traitement par les ARN-fragments n'a été commencé que 2 semaines après la visite du mois de mai.

- Le retard de langage, l'hyperkinésie, l'agressivité ont disparu progressivement après les 10 doses d'ARN-fragments.

- L'enfant a pu rentrer dans une école d'enseignement normal en septembre 2001.

Ses résultats scolaires ont été bons en première et en deuxième année de son cycle primaire.

Un second cas de trouble envahissant du développement (TED), résolu en partie par les ARN-fragments

Jean S. est né en 1981 ; en décembre 1993, à 12 ans, il est manifeste qu'il s'adapte très mal au système d'enseignement normal et qu'il est menacé d'un échec total.

Ses parents l'amènent à consulter à cette période et l'enfant présente :

- Des céphalées,

- Une hyperkinésie, de l'anxiété et de l'insomnie,

- Des tics de la tête, des mains, associés à des spasmes du cou,

- De graves difficultés à se concentrer et à mémoriser, d'où d'importants problèmes scolaires.

Dans son enfance, Jean a été hospitalisé quatre fois pour des convulsions et il a été victime d'un zona, alors qu'il avait 2 ans.

Un premier traitement de deux séances d'acupuncture ne donne aucun résultat.

À partir du 18 janvier 1994, il reçoit 2 doses d'ARN-fragments par semaine : il est déjà mieux après 5 doses, puis progressivement disparaissent les tics, les céphalées, et l'hyperkinésie.

Ses problèmes scolaires diminuent alors fortement, pour se normaliser par la suite.

4e Partie
L'énergie

14 – La production d'énergie

Pour fabriquer une énergie abondante, le corps capte de l'oxygène dans l'air par les poumons, puis le véhicule jusqu'aux tissus par les hématies du sang, encadrées par les vaisseaux et poussées par les contractions du cœur, et enfin l'assimile dans chaque cellule, grâce aux mitochondries.

L'oxygène est absorbé par le poumon et assimilé par les mitochondries.

Il existe une identité de structure, de situation et de fonction entre le cœur et les gros vaisseaux placés au centre du thorax, et la mitochondrie située dans le cytoplasme de la cellule : tous deux rassemblent oxygène et nutriments, à deux échelles de grandeur dans l'espace, avec comme but ultime commun la synthèse de l'énergie.

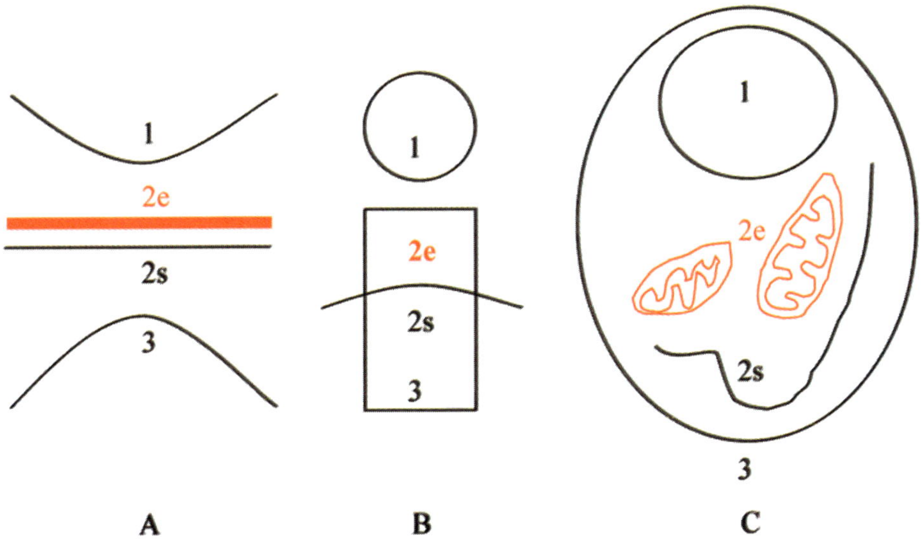

Le cœur est placé au centre du thorax …

Le cœur et les gros vaisseaux du thorax (artères, veines et lymphatiques) sont construits par le mésoderme, et rythmés par des contractions régulières, 60 contractions cardiaques en moyenne pour un sujet adulte. Ils sont placés au centre du corps (B2), entre le cerveau (B1), pôle neurosensoriel et coordinateur général, et l'abdomen (B3), pôle métabolique, lieu d'assimilation et de désassimilation.

… comme la mitochondrie dans le cytoplasme de la cellule.

La mitochondrie (C2) est le seul organite du cytoplasme cellulaire, lui aussi doué de contractions rythmiques, siège de changements de forme permanents, en fonction des besoins de la fabrication d'énergie : elle est placée dans le cytoplasme, entre le noyau (C1) et les autres organites et les membranes extérieures (C3). Elle a conservé un morceau d'ADN (l'ADN*m*), qui assure quelques synthèses utiles d'enzymes et de protéines, indispensables à la respiration.

Le glucose brûle au feu de l'oxygène pour produire de l'eau

La fonction de la mitochondrie est d'assimiler l'oxygène capté par les poumons et transporté jusqu'à elle ; c'est ce que l'on appelle le *métabolisme aérobie**, lequel grâce à l'oxygène et à partir du glucose, permet de fabriquer de l'énergie et de l'eau (10).

et de l'énergie –ATP en présence de vitamines et d'oligo-éléments.

L'énergie dans une cellule s'appelle ATP ou Adénosine TriPhosphate ; ce cycle de production ne marche que si la cellule dispose de certains nutriments comme les vitamines A, E, C et B3, des minéraux comme le fer et le magnésium, ou encore des oligo-éléments, tels le zinc, le manganèse ou le sélénium : *l'ATP est le moteur principal du transport de toutes les molécules et des minéraux (Ca, K) dans la cellule.*

Des poumons à la mitochondrie, via les hématies.

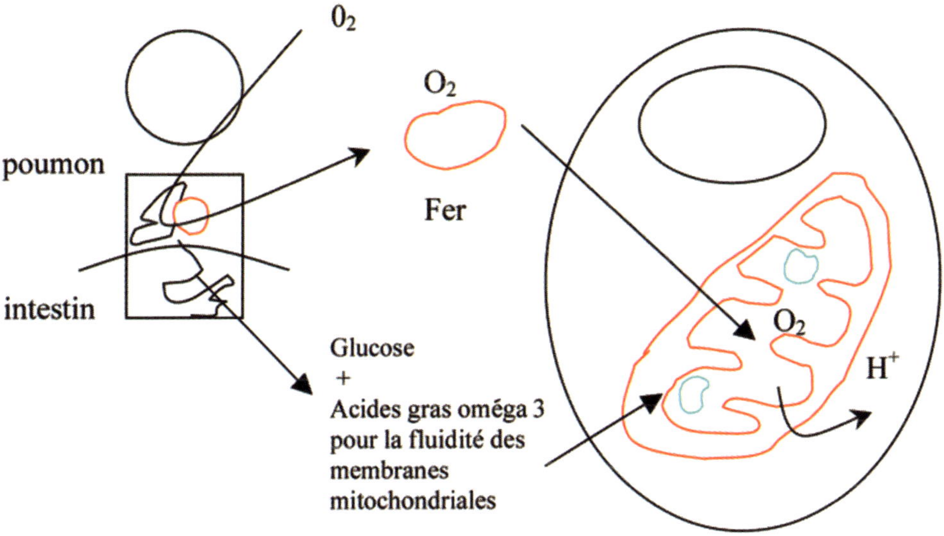

15 – Le cycle de Krebs* dans les mitochondries

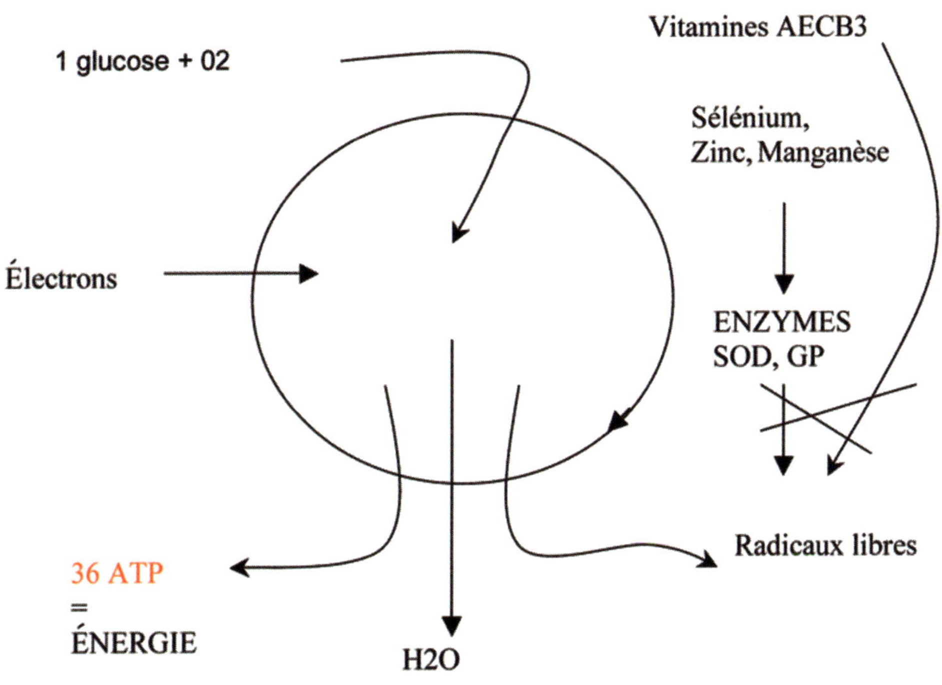

Le cycle de Krebs est rentable

Pour que le cycle de Krebs fonctionne correctement, il faut donc la présence de vitamines, de minéraux et d'oligo-éléments.

Ce cycle n'a que des avantages :

avec 36 ATP produits pour 1 glucose.

Il est rentable : 36 molécules d'ATP produites par rapport à 2 seulement avec le métabolisme dit *anaérobie* (sans oxygène, en dehors des mitochondries, dans le cytoplasme)

Les résidus sont l'eau et les radicaux libres,

neutralisés normalement par des enzymes, les vitamines et les flavonoïdes ;

Il ne laisse que peu de résidus : de l'eau et quelques radicaux oxygène, vite neutralisés par les enzymes telles que la Superoxydedismutase (SOD), la glutathion-peroxydase (GP), la catalase, ou encore par les flavonoïdes et les vitamines alimentaires (présents dans les fruits et les légumes frais).

le foie et le cerveau sont les premiers consommateurs d'énergie

Tous les tissus et organes profitent de cette source facile d'énergie ; en particulier le foie et le cerveau : ce dernier consomme 20 % du glucose et de l'oxygène corporel, alors qu'il ne pèse que 1/50ᵉ du poids total du corps : il est donc 10 fois plus gourmand en oxygène que les autres tissus !

mais attention aux radicaux libres !…

Si les radicaux oxygènes résiduels sont utiles pour une part (rôle antiviral et antibactérien au sein des lysosomes), ils peuvent aussi causer des dommages d'autre part, **lorsqu'ils sont produits en grand nombre et mal neutralisés**.

capables d'altérer les membranes et les ADN …

Ces radicaux libres attaquent les membranes et les ADN (mitochondriaux et nucléaires) en oxydant les acides gras des phospholipides membranaires, et en cassant les liaisons faibles reliant les bases de l'ADN entre elles. Ces *dommages sont responsables d'un vieillissement important des cellules* ; on estime que les différents signes de vieillissement – prématuré ou non – sont liés à l'accumulation de ces micro-lésions liées aux radicaux libres, ***sans que la cellule soit capable de les réparer en temps réel*** (44).

lésions qui sont la source principale du vieillissement des cellules.

16 – Des anti-oxydants aussi importants que méconnus

Surtout pour le foie et le cerveau donc, il importe de disposer ***des vitamines, des oligo-éléments et des enzymes***, qui en permanence neutralisent les radicaux libres en quantité, et aussi initient les réparations des structures qui sont exposées.

Pour le foie et le cerveau

Depuis quelques années, l'intérêt des biologistes s'est reporté des radicaux libres eux-mêmes vers les mitochondries qui les produisent, et aussi qui les neutralisent ; leurs membranes et leurs ADN, plus fragiles, sont directement exposés aux radicaux libres, et il existe des substances très simples, capables de les protéger.

il importe de protéger les mitochondries et de régénérer les anti-oxydants de base (de premier degré)

L'acétyl-L-carnitine permet le transport des acides gras dans les mitochondries, où ils sont convertis en acétylcoenzyme A, utilisée directement pour la production d'énergie.

par apport de L-carnitine,

L'acide alpha-lipoïque est un anti-oxydant universel, présent dans les mitochondries, qui régénère par réduction biochimique les vitamines A, E ou C, qui neutralise les métaux lourds comme le mercure, qui recycle le coenzyme Q10, un produit essentiel du cycle aérobie, qui normalise la peroxydation* des lipides

d'acide alpha-lipoïque,

2 anti-oxydants de 2e degré,

d'une efficacité exceptionnelle, capables d'améliorer la production d'énergie d'animaux âgés.

De très nombreuses études ont montré que l'association de ces 2 micronutriments pouvait améliorer de façon remarquable les performances physiques et psychiques de rats âgés et léthargiques (36) ; l'application de ces travaux à l'Homme a été réalisée avec succès par de nombreux cliniciens, en particulier pour des personnes atteintes de maladies neurodégénératives.

Doper les mitochondries permet la fabrication de la S-AMe, à la fois détoxifiante et favorisant l'anabolisme en particulier des neuromédiateurs.

Grâce à des mitochondries intègres, la fabrication en masse d'ATP (plusieurs kilos par jour !) permet aussi la production de ***S-adénosyl-Méthionine (S-AMe),*** un composé capable de méthyler (c'est-à-dire ajouter un groupement méthyle) les molécules (52) : par ce moyen, la cellule neutralise les produits dont elle veut se débarrasser, et elle fabrique les nouveaux acides gras et les nouveaux peptides nécessaires à ses fonctions : ce double rôle d'épuration et de synthèse est fondamental au sein d'organes nettoyeurs comme le foie, et tout autant également dans le cerveau, organe qui ne vit que par la fabrication-neutralisation permanente d'une infinité de médiateurs (la S-AMe est ainsi indispensable à la synthèse de mélatonine à partir de la sérotonine).

La S-AMe est aussi à l'origine du glutathion, élément clé de la respiration cellulaire, elle est donc au cœur de processus biochimiques fondamentaux.*

Par ailleurs, la S-AMe est nécessaire aussi à la fabrication du glutathion, à l'origine de l'enzyme-clé de la lutte contre les radicaux libres, la *glutathion peroxydase* ; on comprend que de nombreux radicaux libres présents dans une cellule, épuisent la réserve de S-AMe. À l'inverse, disposer de S-AMe en abondance permet de lutter efficacement contre les radicaux libres.

Si l'on dispose de peu de S-AMe, il y a moins de méthylations possibles, et alors il n'est pas facile de reconstruire les lipides ou les protéines, nécessaires au métabolisme corporel : cela signifie qu'il n'y a pas de cicatrisation, pas de réparation possibles, ce qui conduit tout simplement à un vieillissement et une mort prématurés.

Produire à haut rendement de l'ATP est fondamental

Cette S-AMe est donc indispensable et requiert un acide aminé soufré, la méthionine, et de l'ATP, c'est-à-dire encore des protéines et un oxygène correctement assimilé…

Un taux élevé d'homocystéine (un peptide rassemblant 2 acides aminés, la cystéine et la méthionine) est aussi un frein à la synthèse de S-AMe, en particulier dans le cerveau : l'acide folique ou vitamine B9 permet de corriger une quantité d'homocystéine trop forte dans le sang, critère annonciateur d'un vieillissement vasculaire prématuré. La méthionine est alors recyclée et la S-AMe peut à nouveau être fabriquée.

pour favoriser la synthèse de S-AMe, apporter de la vitamine B9 qui diminue le taux d'homocystéine.

Ainsi avec l'âge, de surcroît si l'alimentation est pauvre en protéines, pauvre en vitamines ou en oligo-éléments, le risque est grand de voir se dégrader – par l'action des radicaux libres et l'accumulation de molécules non catabolisées* – les 2 structures fondamentales de la cellule que sont les membranes et l'ADN (et ce, surtout dans les mitochondries).

Avec le temps, l'encrassage des cellules et les radicaux libres

altèrent ADN et membranes.

Par ailleurs, si cette alimentation est trop riche en calories (sucres, graisses) et que l'oxygène ne peut être utilisé pour les brûler toutes, elles sont détruites par la voie anaérobie, *en dehors des mitochondries*, avec un petit rendement de 2 ATP par molécule de glucose (au lieu de 36 !) et surtout **avec une production abondante d'acide lactique !**

Par ailleurs un excès de sucres est brûlé avec une forte production d'acide lactique.

Il faut donc manger des calories en quantités adaptées

On voit bien dès lors :

- qu'il ne faut pas trop manger de calories, si l'on a un mode de vie sédentaire,

et disposer d'anti-oxydants.

- qu'il faut faire de l'exercice physique pour brûler les sucres et les graisses qui ont été ingérés en excès,
- qu'il faut avoir des apports suffisants en oligo-éléments et en vitamines pour alimenter le « bon » cycle de production de l'énergie (mitochondrial et non cytoplasmique).

17 – Glycosylation et carnosine

Des sucres en excès provoquent la glycation qui altère les protéines.

L'excès global de sucres rapides ou lents dans le sang amène par ailleurs graduellement une surabondance des phénomènes biochimiques de glycosylation ou glycation, *réaction néfaste des sucres, de l'oxygène et des protéines*, en particulier les protéines entourant l'ADN et les protéines des membranes.

Une supplémentation par la carnosine peut freiner ces lésions,

ainsi que celles dûes aux radicaux libres.

Ce phénomène de glycosylation est aussi – à côté de l'oxydation des liaisons doubles – une source majeure de vieillissement des protéines : on peut la prévenir en mangeant moins de calories, et en prenant une supplémentation de carnosine (ou beta-alanyl-L-histidine), un dipeptide capable d'empêcher pour partie la glycosylation et aussi en même temps, l'oxydation due aux radicaux libres.

Les protéines glyquées résistent aux enzymes

Avec l'âge, la dégradation naturelle par le protéasome* (18) des protéines oxydées, se fait moins bien, car il s'agit d'une réaction très gourmande en énergie (ATP) ; malheureusement, ce phénomène même incomplet, ne concerne que très peu les protéines glyquées, qui si elles ne sont pas dégradées, s'accumulent ! la prévention est donc là encore essentielle ...

... et peuvent s'accumuler dangereusement,

Le régime de longue vie apparaît ainsi comme une diététique relativement pauvre en calories, avec un apport protéique de qualité, adapté à son âge ; est-ce si compliqué que cela à suivre ? ...

la prévention est donc essentielle.

18 – Des métaux lourds contre les bonnes enzymes

Un autre danger guette le cycle de Krebs, producteur majeur de notre énergie cellulaire : il s'agit des métaux lourds, tels le plomb, le cadmium, l'aluminium ou le mercure.

Les métaux lourds qui sont présents dans l'environnement

On trouve ces métaux dans l'air des villes, du fait des rejets atmosphériques des voitures ou des usines (plomb), dans la fumée des cigarettes (cadmium), dans les vaccins et/ou les amalgames dentaires (aluminium, mercure).

bloquent les enzymes du cycle de la respiration en se substituant à leurs catalyseurs,

Ils sont capables de se fixer à la place des oligo-éléments, tels le sélénium ou le zinc, au sein de molécules enzymatiques, dont celles qui sont essentielles à la neutralisation des radicaux libres ou à la réparation des ADN. Ainsi en présence de mercure, la glutathion-peroxydase, privée de son sélénium, ne fonctionne plus.

Or s'il n'y a plus de glutathion-péroxydase, il ne peut plus exister de défense anti-radicalaire valable, et donc, de nombreux radicaux libres ne seront plus neutralisés : ceux-ci peuvent alors agresser les membranes et les ADN cellulaires.

ainsi le mercure remplace-t-il le sélénium de la GPX.

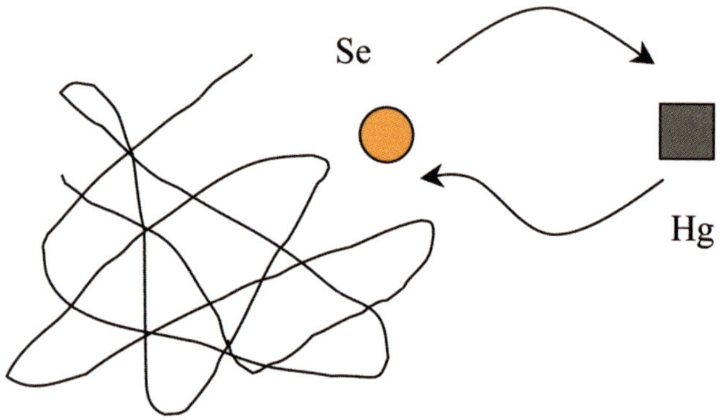

Le mercure remplace le sélénium au sein d'une molécule enzymatique et la rend inutile

La chélation des métaux lourds est indiquée pour les éliminer des tissus où ils se concentrent.

Pour contrer cette action délétère, il faut chélater* ces métaux lourds, c'est-à-dire les fixer dans les tissus où ils sont présents (cerveau, foie, peau, muqueuses, etc.) et les chasser en favorisant leur excrétion par les selles et/ou les urines.

En effet, si l'inhalation ou l'ingestion de ces métaux lourds n'a pu être évitée, il existe des stratégies capables de favoriser leur excrétion .

On utilise des acides gras, des huiles essentielles ou des aromates,

À côté de l'EDTA* injectable et oral, il existe des produits naturels, comme des acides gras, des acides aminés (taurine), certaines huiles essentielles ou des aromates, avec lesquels il est possible de déstocker les métaux lourds, même à partir de tissus comme le système nerveux ; la stratégie de désintoxication dure alors plusieurs mois, voire plusieurs années.

comme l'ail et la coriandre.

Parmi ces plantes aromatiques, certaines sont très communes, comme l'ail, riche en soufre ou en sélénium, ou comme la coriandre.

Plus de métaux lourds et moins d'oligo-éléments font vieillir la cellule.

On estime aujourd'hui que **le vieillissement des tissus se traduit globalement par une accumulation de radicaux libres, de métaux lourds et une raréfaction des oligo-éléments dans les cellules**.

La vitamine C, antioxydante pour ses capacités à régénérer les autres vitamines, protectrice du tissu conjonctif par inhibition d'enzymes comme les collagénases, est aussi capable de faciliter l'excrétion des métaux lourds comme le plomb et/ou le mercure.

La vitamine C peut accélérer l'excrétion des métaux lourds,

Parmi les plantes utiles dans cette indication, figure le *Ginkgo Biloba*, antioxydant majeur de la pharmacopée mondiale : riche en terpènes et en flavonoïdes, ses propriétés antiradicalaires et facilitatrices de l'oxygénation cérébrale, sont utilisées depuis des siècles.

en synergie avec le Ginkgo Biloba.

19 – Un extrait particulier de Ginkgo

Mirko Beljanski a sélectionné un extrait particulier du Ginkgo, aux propriétés anti-ribonucléasiques.

Le biologiste Mirko Beljanski s'est intéressé au Ginkgo, dans sa recherche de molécules capables de lutter contre certaines enzymes, toujours produites en très grandes quantités dans les tissus sur la voie de la dégénérescence (5).

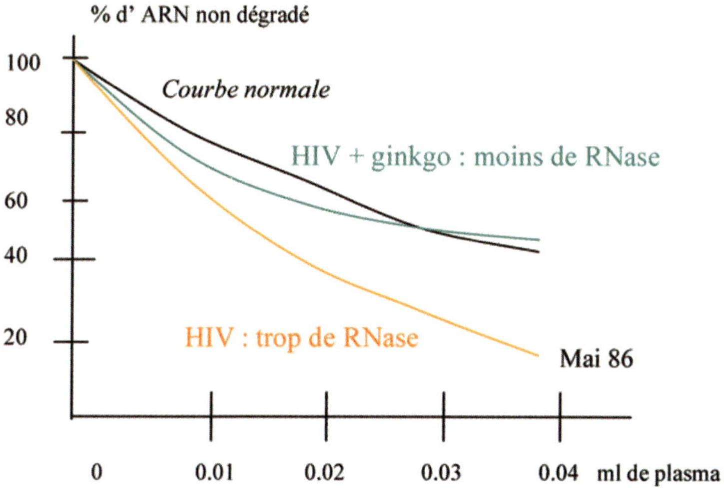

Schéma de l'inhibition sur 4 ans des ribonucléases chez un patient HIV supplémenté par le Ginkgo doré Beljanski.

Un extrait préparé à partir de Ginkgo doré,

À partir des feuilles jaunes de l'arbre, il a sélectionné un complexe d'acides aux propriétés faiblement antiradicalaires, mais par contre régulatrices des enzymes du catabolisme dans la cellule, dont celui des **ribonucléases**. Cet extrait n'a que 3 % de molécules en commun avec les extraits classiques préparés à partir des feuilles vertes de l'arbre.

très différent d'un extrait classique,

Régulateur des enzymes comme les ribonucléases, et seulement lorsqu'elles sont produites en quantités excessives, l'extrait de Ginkgo doré, a ainsi la capacité de ralentir le réamorçage sans fin des mitoses d'une cellule cancéreuse ou porteuse de provirus*.

régulateur des ribonucléases,

Cet extrait de Ginkgo doré, produit par une méthode d'extraction/purification très spécifique, est en outre efficace pour fixer les métaux lourds, comme le fer et la ferritine*, protéine à la fois marqueur de la destruction cellulaire, et activatrice de multiplications anarchiques de l'ADN.

l'extrait de Ginkgo Beljanski agit contre la fibrose,

Par ailleurs, l'extrait de Ginkgo *Beljanski*, du fait de son potentiel inhibiteur des collagénases, a exprimé une puissante activité **anti-fibrose**, en particulier chez des malades cancéreux irradiés, lesquels évitent (ou minimisent) les brûlures et la fibrose en prenant cet extrait pendant leur traitement antitumoral (5).

même provoquée par les rayons ionisants !

La fibrose brutale induite par les rayons thérapeutiques est liée à l'action des radicaux libres produits en masse, quand le rayonnement touche la cellule ; dans le cours d'un vieillissement naturel des tissus, **la fibrose envahit plus graduellement des tissus** comme les glandes endocrines, la moelle osseuse, le muscle, les petits vaisseaux, les articulations et plus généralement, le tissu conjonctif : cette fibrose enva-

Or la fibrose conjonctive est un trait caractéristique des tissus vieillissants

hissante est un obstacle majeur à une bonne microperfusion sanguine et lymphatique de tous les tissus.

Ce Ginkgo particulier peut réduire cette fibrose progressive et apparaît ainsi comme **un produit antivieillissement majeur**, quels que soient les tissus et les organes, mais surtout pour le foie, le cerveau et les glandes endocrines.

Le Gingko libère le conjonctif de la fibrose.

Il est donc important comme complexe anti-âge.

Pour le foie, il a été démontré par ailleurs que cet extrait de feuilles jaunes diminuait le taux des **transaminases** hépatiques (encore une enzyme du catabolisme !), en cas d'infection virale chronique et/ou de dégénérescence, entraînant la cirrhose de l'organe (8).

Par ailleurs, il diminue le taux des transaminases hépatiques,

L'extrait de Ginkgo, en synergie avec d'autres antioxydants comme les vitamines AECB3, le zinc, le sélénium, le magnésium et le manganèse, permet ainsi de restaurer une oxygénation locale optimale et ce, sans oxydation !

il est synergique des antioxydants de premier degré.

20 – L'énergie : synthèse

En résumé, pour produire une énergie abondante dans vos cellules, il faut cumuler un ensemble de mesures utiles, comme :

Créer sa propre énergie grâce à

- Faire un exercice quotidien modéré avec mobilisation/visualisation de toutes les parties du corps : l'idéal est de rechercher pour cela des lieux aérés, riches en oxygène ionisé négativement (forêts, moyenne montagne et bord de mer) : pratiquer alors la marche, le yoga, le Tai chi chuan*, et/ou les différents types de Qi Gong*.

un exercice modéré régulier, dans un environnement riche en ions négatifs, une alimentation riche en fruits et légumes et pauvre en calories,

- Choisir une alimentation vivante, riche en fruits et légumes, apportant vitamines, minéraux, oligo-éléments, tous sous forme réduite* (porteurs d'électrons) ; les apports caloriques devront être adaptés à l'effort physique de chaque jour, afin d'éviter une exagération des phénomènes de glycation.

une supplémentation en L-carnosine,

- Réaliser des cures de L-carnosine, un dipeptide capable d'empêcher, en particulier, la glycation *et* l'oxydation des molécules d'histones sur l'ADN.

une supplémentation en antioxydants de 1er niveau,

- Pour lutter spécifiquement contre les radicaux libres, se supplémenter en vitamines AECB3, en zinc, sélénium, magnésium, manganèse, que l'on peut qualifier d'antioxydants de premier degré.

une supplémentation en L-carnitine,

et en acide R lipoïque, antioxydants puissants de second niveau,

- Protéger aussi les mitochondries et l'ADN par l'acétyl-L-carnitine, qui facilite le transport des acides gras dans les mitochondries, et par l'acide alpha-lipoïque, dont le rôle est de régénérer le glutathion, lui-même à l'origine de l'enzyme-clé de la chaîne respiratoire, la glutathion-peroxydase : acétyl-L-carnitine et acide alpha-lipoïque sont des antioxydants que l'on peut qualifier de second degré, protecteurs des mitochondries.

une supplémentation en S-AMe,

- Favoriser la détoxification des molécules dangereuses et/ou encombrantes d'une part et l'anabolisme dans les cellules d'autre part, par une fabrication abondante de S-AMe (méthionine et ATP), produit essentiel de méthylation* : la supplémentation directe de S-AMe, associée à l'apport de vitamine B9 s'impose, si le corps est malade, et qu'un organe ou un tissu est déjà sur la voie de la dégénérescence.

- Chélater les métaux lourds par des stratégies naturelles spécifiques, incluant l'apport de sélénium, de soufre et d'aromates.

une chélation éventuelle des métaux lourds accumulés,

- Faire des cures de Ginkgo *Beljanski*, extrait des feuilles jaunes de la plante, afin de régulariser l'activité enzymatique tournée vers le catabolisme des cellules sénescentes, afin d'éliminer les métaux et le fer parfois en excès, et aussi de libérer les parenchymes – en particulier les glandes endocrines et la moelle osseuse – de la fibrose liée à l'âge.

des cures de Ginkgo, extraits des feuilles dorées de la plante.

Cas cliniques
Le Ginkgo anti-fibrosant

Le vieillissement s'accompagne d'altérations toujours plus importantes du tissu conjonctif, dues à l'accumulation de radicaux libres, de pigments (peau), à des altérations enzymatiques (élastase, collagénase, ribonucléases) : les cellules fonctionnelles sont graduellement remplacées par des fibroblastes et la sclérose des tissus et/ou des organes s'installe.

Lors de maladies inflammatoires chroniques (hépatite, arthrose, maladies auto-immunes sur la thyroïde ou le pancréas), ce processus est accéléré et les parenchymes vieillissent plus vite encore en se sclérifiant.

Le Ginkgo peut contrer cette évolution de manière efficace et les exemples suivants, transmis par l'un des membres du collège médical européen, travaillant sur la recherche Beljanski, en témoignent.

1. Exemple d'une hépatite infectieuse évoluant vers la cirrhose

Nicole B. est née en 1928.

Le 14 juillet 2003, une échographie met en évidence une splénomégalie, une hépatomégalie (augmentation de la taille du foie et de la rate) avec des irrégularités décelées sur le lobe gauche du foie. Il existe des signes d'hypertrophie de la veine porte et de fibrose.

Le tableau ci-dessous montre l'évolution des analyses biochimiques de Nicole, révélant l'amélioration de l'état de son foie, après instauration d'une prise de *5 gélules par jour* d'extrait de Ginkgo Beljanski, durant 16 mois et au-delà.

Dates	normes	07.03	03.04	06.04	11.04
Plaquettes x 10^3	150-450	97	118	129	151
SGOT	< 34	87	83	55	30
SGPT	< 44	92		57	45
γGT	< 36	297		208	42

L'échographie du foie montre, dès le mois de mars 2004 (après 7 mois), que la progression de la cirrhose est stoppée.

Dès le début de ce traitement, la patiente se sent « plus vivante », et se dit « joyeuse de vivre ».

2. Exemple d'une sténose extrême de l'anus et du rectum post-chirurgicale

Patrick E. est né en 1942 ; il est opéré des hémorroïdes en octobre 1996, à l'âge de 54 ans.

Malheureusement, la première opération se complique d'une sténose sévère, ce qui oblige le chirurgien à plusieurs colostomies et plasties de l'intestin, de décembre 96 à mars 97 : l'orifice de l'anus est si serré, que la lumière n'est que de 2 mm seulement, la sténose s'étendant sur 10 cm de long.

1ère consultation en juillet 97 pour dépression, du fait de la pose d'un anus artificiel, à la suite de 2 tentatives inefficaces de rétablissement d'un transit normal. Les chirurgiens n'osent plus opérer et proposent seulement un traitement de kinésithérapie pelvienne.

Un traitement à base seulement de *5 gélules par jour de Ginkgo B.* est instauré : 2 mois après en septembre, la sténose est bien plus souple : est ajoutée *une dose d'ARN-fragments*, à prendre à jeûn, tous les 5 jours.

En mars 98 ; le chirurgien, devant l'amélioration évidente de l'état de sclérose du rectum, accepte de réopérer et il rétablit un transit normal par l'anus : aucune complication n'est apparue alors et depuis ce jour, aucune sténose n'a été constatée avec un recul de 6 années ...

3. Exemple d'un malade avec hypertension artérielle et insuffisance cardiaque grave

Jean H. est né en 1934 ; il souffre d'hypertension depuis 1970, jusqu'à un accident d'œdème aigu du poumon en 1985, avec des valeurs de tension artérielle de 28/21 !

En 1999, il est à nouveau atteint par un œdème aigu du poumon après un infarctus du myocarde : à l'examen par coronarographie, on visualise une sténose grave presque complète de tout le réseau artériel coronaire, avec impossibilité d'angioplastie par dilatation et impossibilité d'un pontage coronaire.

Les chirurgiens proposent alors une greffe du cœur, qui est refusée par le patient auquel les médecins déclarent qu'il a désormais moins de 6 mois à vivre.

Une supplémentation à base de *Ginkgo Beljanski* (5 gélules/j) et d'ARN-fragments (2 doses par semaine) est instaurée : en 4 mois, l'état général du malade se transforme, il récupère intégralement de sa dyspnée sévère, se déplace, fait des projets, achète une maison.

À l'échographie après une année, l'hypertrophie ventriculaire gauche a disparu ! Malheureusement, le patient décède en avril 2002, à la suite d'une hypokaliémie (chute du taux sanguin de l'ion potassium), non prise en charge immédiatement, et ayant entraîné un arrêt cardiaque.

Grâce au Ginkgo préparé à partir des feuilles dorées, et au pouvoir réparateur des ARN-fragments, Jean H. a gagné plus de 2 années d'une vie normale, de très bonne qualité.

5e Partie
L'information et la mémoire

21 – Mémoire cérébrale Mémoire cellulaire

Le cerveau est le centre vital du corps, le siège de la mémoire individuelle, le lieu où à plusieurs niveaux, tous les évènements survenus sur le corps sont enregistrés et régulés : ses exigences en nutriments et en énergie sont bien plus fortes que celles des autres tissus.

Carrefour des informations et des régulations…

Parce que la mémoire de la cellule est stockée dans l'ADN de son noyau, il est juste de mettre en parallèle, cette mémoire de l'espèce, cryptée dans la succession des bases de l'ADN, avec le cerveau, support de la mémoire de l'individu, inscrite elle, sur le film des synapses neuronales.

le cerveau est le siège de la mémoire individuelle

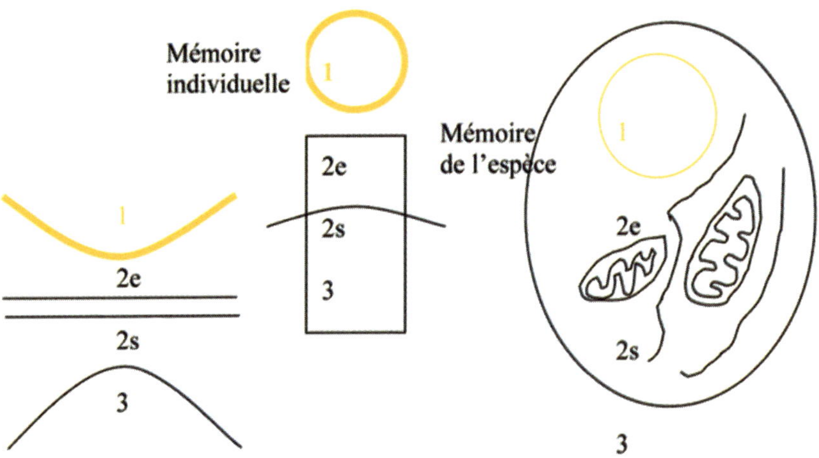

A B C

Le cerveau est le support de la 4e fonction, la plus importante.

Le cerveau d'une part à l'échelle macroscopique et l'ADN d'autre part à l'échelle cellulaire, constituent le 4e niveau fonctionnel du corps, le niveau supérieur, celui de la coordination et de la mémoire.

Il contient 3 types de cellules

Dans le cadre des stratégies destinées à préserver le mieux possible une personne des effets de l'âge, le rapprochement de ces 2 types de mémoire va s'avérer précieux.

qui ont a la capacité de se renouveler à partir de cellules-souches,

présentes près des ventricules.

Comme tout autre tissu, le système nerveux dans son ensemble est composé de cellules ; elles sont ici de 3 sortes : les neurones de la substance grise, les oligodendrocytes de la substance blanche, et les astrocytes du tissu de soutien. Ces 3 sortes de cellules ayant pour origine *les mêmes cellules-souches neuronales, qui se reproduisent* près des ventricules cérébraux (19), ou bien dans la zone – essentielle pour la mémoire – de l'hippocampe, pour ensuite migrer vers les lieux, où elles seront utiles.

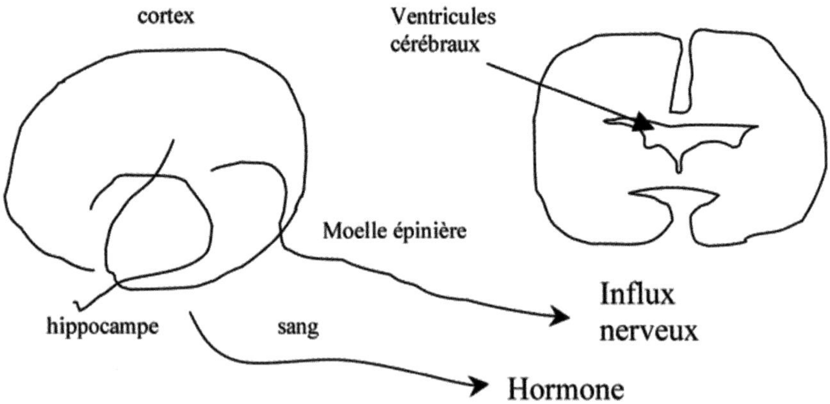

Les cellules effectrices du système nerveux sont les fameux *neurones* : pour assurer la transmission des informations qu'ils portent, les neurones mobilisent, **de l'électricité** le long de leurs axones, **et en**

même temps des médiateurs chimiques et/ou **des hormones** localement ou dans le corps tout entier.

Les neurones, cellules majeures du système nerveux

Ces produits vont atteindre une cible qui répondra dans le même langage (hormone, médiateur, voir schéma A) et qui viendra réguler le fonctionnement du système nerveux émissaire.

qui produit des hormones,

elles sont les messagers entre le cerveau et les tissus

À l'échelle cellulaire (schéma B), l'ADN agit à peu près de manière identique : il influence la vie du cytoplasme par des messagers, ADN ou ARN circulants (10) et en retour, son activité se trouve modifiée par les produits, dont il a initié la fabrication (protéines).

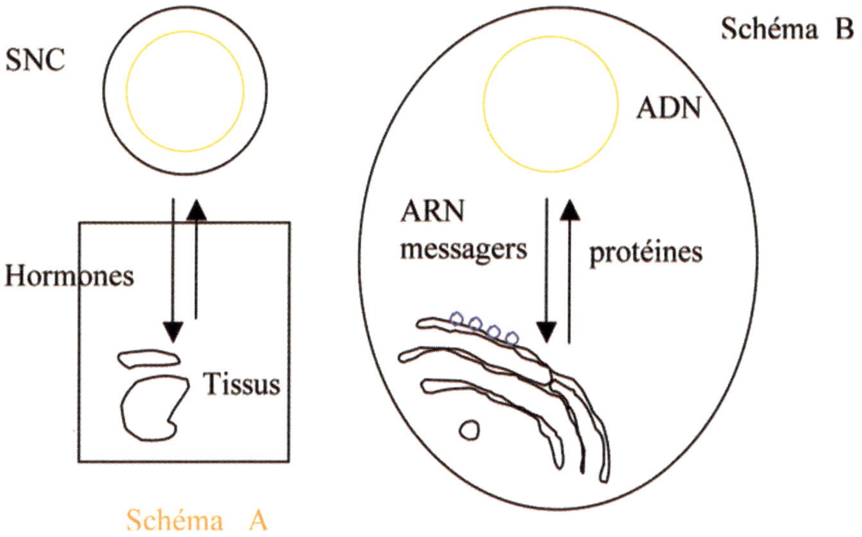

Ainsi, dans la cellule, les ARN sont aux ADN, ce que les médiateurs et les hormones sont aux neurones, pour l'ensemble du corps ; ceci nous permet d'envisager des stratégies protectrices analogues aux 2 échelles de grandeur...

comme les ARN dans la cellule entre le noyau et le cytoplasme.

22 – Un cerveau intègre pour une mémoire personnelle optimale

La fonction neuro-hormonale

L'axe neuro-hormonal dans son ensemble (cerveau/ moelle épinière-hormones) constitue ainsi le noyau et les effecteurs de la cellule « homme ».

est vitale

En matière de vieillissement, cet ensemble est – à juste titre – le centre de toutes les préoccupations des physiologistes et des thérapeutes, tant son bon fonctionnement apparaît vital !

mais le cerveau est fragile :

il respire 10 fois plus que les autres tissus, il est soumis aux allergènes, aux pollutions.

Or le cerveau est un organe qui respire bien plus que les autres tissus ou organes (10 fois plus, excepté le foie) ; il est soumis, comme les autres organes, aux polluants, aux déchets du catabolisme, aux protéines alimentaires, bactériennes ou virales, et malgré la relative protection de la barrière méningée, il est souvent touché aussi par l'inflammation chronique, ce qui traduit le début de l'asphyxie et de la dégénérescence d'un tissu (oxydation).

Le premier signe d'altération cérébrale

Parmi les premiers signes que l'on remarque et qui traduisent le vieillissement du cerveau, figurent les troubles de la mémoire.

est la perte de la mémoire.

Avoir une bonne mémoire suppose avant tout que *la structure cérébrale reste saine* : pour protéger ses neurones, il ne suffit pas de les « exercer », en jouant au bridge, en construisant des maquettes, en assistant à des conférences ou des concerts, en jouant soi-même d'un instrument, ou encore en menant une vie active au sein d'une association bénévole.

L'activité cérébrale entretenue chaque jour est bien sûr utile, car elle permet le jeu des neurones entre eux, mais elle suppose que le support où sont stockées toutes ces nouvelles informations soit cohérent, qu'il reste intègre.

Le support où s'inscrit la mémoire individuelle

Nous formulons l'hypothèse, validée par de nombreux travaux passés et actuels sur la mémoire (48), que le support où le cerveau stocke l'information est le film formé par les synapses des neurones ; ***au cours d'une vie, si le nombre global des neurones se réduit toujours, le nombre des synapses – c'est-à-dire des connexions entre neurones – au contraire grandit sans cesse !***

serait le film formé par les synapses des neurones ! …

Les cellules-souches de l'hippocampe* renouvellent le stock de neurones (19), et dans cette zone cruciale pour l'apprentissage, se tisse en permanence un nouveau réseau cellulaire, offrant une surface membranaire renouvelée. Ces nouvelles surfaces constituent un film lipido-protéique vierge, que l'on pourrait comparer à une plaque holographique neuve en expansion constante. Seul le modèle holographique (réf.25 et annexe) appliqué à la surface constituée par les synapses, permet de rendre compte de la prodigieuse capacité de stockage des informations d'un cerveau, sur une si petite surface physique.

Ce film, renouvelé régulièrement par les cellules-souches cérébrales

reçoit et compare des milliards d'informations de toute nature

Pour que le film holographique – support de notre mémoire – soit constitué et renouvelé, il faut donc des *neurones intègres* : ainsi, **si chaque noyau cellulaire porte la mémoire de l'espèce dans son ADN, les contacts membranaires développés par chaque neurone, constituant une véritable plaque holographique, porteraient la mémoire de l'individu…**

si les neurones dégénèrent, ses synapses se défont et avec elles, la mémoire de l'individu.

Si les neurones dégénèrent et/ou se renouvellent trop lentement, alors les contacts synaptiques se dégradent et la mémoire s'enfuit ...

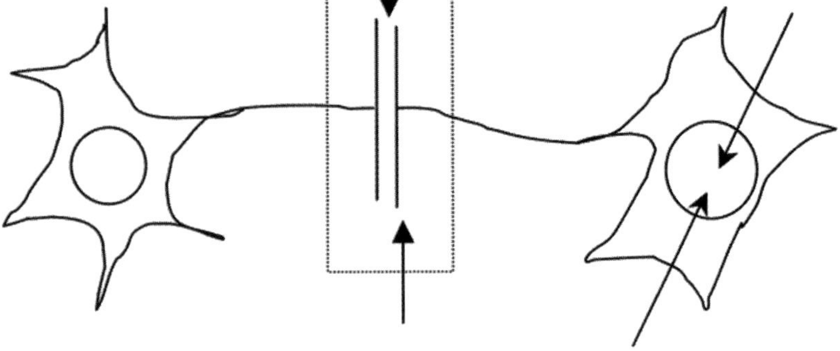

Les 2 types de mémoire, individuelle et collective.

23 – Encore des protéines et des acides gras insaturés

Plus que tout autre tissu, le tissu nerveux a besoin

Que faire en pratique pour nourrir et entretenir ses neurones ?

Comme tout tissu, et sûrement plus encore que tous les autres, le système nerveux a besoin de protéines de bonne qualité pour se construire.

de protéines pour fabriquer des cytokines,

Les protéines servent à construire et reconstruire son tissu conjonctif, à consolider ses membranes et surtout à produire les *cytokines* (interféron, interleukines) et les *neuromédiateurs* comme la dopamine, la sérotonine, l'acétylcholine, l'adrénaline et la noradrénaline.

... des neuromédiateurs

Si les cellules-souches sont actives à recréer de nouveaux neurones, les protéines alimentaires serviront avant tout à reconstruire de nouveaux ADN (la L-glutamine, un acide aminé, en est un précurseur indispensable).

mais aussi les acides nucléiques.

Il semble banal de le rappeler, mais d'après notre expérience pourtant basée sur une population vivant dans un pays réputé *riche*, 80 à 90 % des personnes de tous âges n'ont pas une ration protéique suffisante, en quantité (4-5 g d'aliment protéiné – œuf, poissons, volailles, viandes – par kg et par jour) et surtout en qualité ! ...

Or 80 % des personnes ne consomment pas assez de protéines en quantité et en qualité.

L'aspect qualitatif est en effet aussi fondamental : pour qu'une protéine soit dégradée en acides aminés dans le tube digestif, *il s'agit qu'elle soit reconnue par nos enzymes.* Si par exemple, du fait d'une cuisson à température trop élevée ou par micro-ondes, sa configuration dans l'espace est modifiée, si elle présente des complexes moléculaires avec des sucres (protéines de Maillard), alors sa dégradation sera moindre, voire nulle. Outre le fait qu'elle devient inutile, elle favorise alors une inflammation chronique de la muqueuse intestinale, qui devient poreuse et laisse passer des peptides incomplètement dégradés (55) d'origine alimentaire et/ou infectieuse (bactérie, virus). Ceux-ci (voir chap. 1) vont entraîner de l'encrassage ou de l'auto-immunité, selon qu'ils seront, ou ne seront pas reconnus par notre système immunitaire.

La cuisson altère les protéines qui sont alors incomplètement dégradées,

leur structure même peut-être transformée

Plus grave, ces protéines modifiées peu ou pas dégradées dans l'intestin, pourraient à l'instar des prions*, devenir des modèles pathologiques de

ce qui pourrait aller jusqu'à la création de pseudo-prions.

L'accumulation de pseudo-prions,

protéines, recopiés à l'identique par les ADN de cellules normales.

de protéines oxydées et/ou glyquées

Ce phénomène pourrait donc ajouter des prions extérieurs, en tout cas des peptides altérés qui y ressemblent, aux protéines glyquées et aux protéines oxydées, dont la cellule qui vieillit a de plus en plus de mal à se débarrasser, par la voie du protéasome (18).

entraîne la dégénérescence cérébrale.

L'accumulation de la protéine bêta-amyloïde dans les neurones, un des signes de la maladie d'Alzheimer, pourrait être due pour partie à un ou à plusieurs de ces métabolismes déviants.

La consommation de protéines de grande qualité bien conservées et peu cuites

Pour conserver un cerveau, mais aussi des reins, un foie, etc., indemnes de ces pathologies d'accumulation, il faut donc commencer par consommer des protéines fonctionnelles, crues et/ou peu cuites ou cuites de manière ménagée à des températures inférieures à 110 °C.

est à la base du développement et de l'entretien du cerveau.

Cette recherche de protéines, en quantité et en qualité, doit commencer dès l'enfance, tant l'adolescent qui grandit en a besoin pour se construire, et tant la personne qui vieillit aura plus tard du mal à les assimiler, et à les incorporer à ses tissus !

Il a besoin aussi d'acides gras polyinsaturés surtout de type Oméga 3,

Le cerveau a besoin aussi de graisses poly-insaturées, puisque 20 % de sa masse sont constitués de ces lipides complexes, comme l'acide cervonique (fabriqué à partir d'EPA). La souplesse et donc la vitalité du film holographique synaptique est liée directement à cette ration en acides gras !

Les sources de ces acides gras sont les huiles végétales (colza, cameline) et les huiles de poissons (EPA,DHA) ; déjà désignées comme indispensables aux membranes cellulaires, aux vaisseaux sanguins et aux muqueuses, ces molécules sont tout autant indispensables à la vitalité des neurones et de leurs synapses.

… des huiles végétales et des huiles de poisson pour « graisser » les synapses.

Parmi les sources de lipides utiles à la mémoire, figurent aussi certaines fractions de la lécithine, comme la phosphatidyl-sérine. De nombreuses études (13) ont montré l' intérêt de leur apport systématique aux personnes âgées, en prévention et en appoint de la thérapie des troubles de la mémoire.

La phosphatidyl-sérine a démontré son intérêt

Le cerveau est un gros consommateur de glucose et d'oxygène et dans l'idéal, un gros producteur d'énergie sous forme d'adénosine triphosphate (ATP) : 20 % du glucose et de l'oxygène sont absorbés par ce territoire qui ne fait que 1/50e du poids total du corps : c'est dire l'intensité de son métabolisme normal, environ 10 fois supérieur à celui des autres tissus ! Pour que ces opérations soient réalisées à chaque seconde, les vitamines de la vie aérobie – vitamines AECB3 – et les oligo-éléments associés (magnésium, zinc, manganèse et sélénium) doivent être présents.

Grand consommateur de glucose, le cerveau a besoin aussi d'antioxydants en quantité :

Ces nutriments seront d'autant plus utiles que le cerveau aura été imprégné au cours de sa vie de métaux lourds toxiques, comme le plomb de l'essence ou le mercure, présents dans la chair de certains poissons et surtout dans les amalgames dentaires (voir chapître énergie), qu'il s'agit alors de commencer à déstocker et à éliminer.

les oligo-éléments déstockent les métaux lourds.

La protection et la régénération de ces anti-oxydants *de premier degré* est **– pour le cerveau** *l'Acétyl-L -carnitine, l'acide alpha lipoïque et la S-AMe, en cures régulières*

– encore plus urgente que partout ailleurs, avec des métabolites comme l'acétyl-L-carnitine et l'acide alpha-lipoïque. La S-adénosyl-méthionine (S-AMe), agent de méthylation, donc de synthèse protéique, est aussi pour le cerveau qui vieillit, une voie puissante de régénération.

comme facteurs de régénération.

La cure anti-âge cérébrale doit comprendre dans l'idéal une supplémentation par roulement au moins, de tous ces activateurs de base, pour une vitalité à long terme optimale.

24 – Des hormones et des médiateurs pour bien vieillir

Les hormones et les neuromédiateurs entretiennent les fonctions tissulaires.

Depuis quelques années, la course anti-âge ne se limite pas aux micronutriments et aux vitamines. Les hormones, comme les hormones stéroïdes (DHEA-S, progestérone, testostérone), l'hormone de croissance, la mélatonine, les hormones thymiques, ainsi que des neuromédiateurs ou leurs précurseurs, sont proposés pour stimuler, réparer et régénérer les tissus, et en particulier les fonctions cérébrales, de la personne qui vieillit.

Quelques exemples des principales hormones.

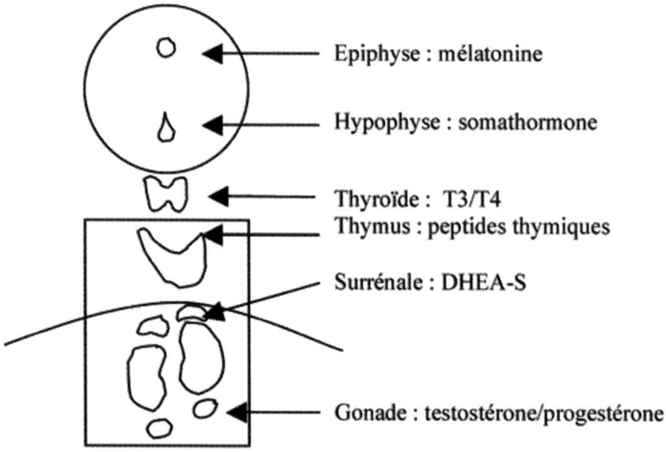

De fait, de très nombreuses études démontrent qu'avec l'âge, la quantité des neuromédiateurs et des hormones diminue (34), ce qui a amené les biologistes et les médecins à proposer avec succès une supplémentation hormonale et/ou de précurseurs, dans de nombreux cas de figure...

De nombreuses études valident l'action anti-âge des hormones.

a - Œstrogènes et Progestérone

Les hormones les plus largement distribuées et utilisées aujourd'hui, sont certainement les œstrogènes et progestagènes de synthèse qui composent le très célèbre traitement hormonal de substitution (THS).

Le traitement hormonal de substitution

Cet apport d'hormones est prescrit pour contrer les symptômes indésirables de la ménopause (bouffées de chaleur, sécheresse vaginale, perte de la libido, ostéoporose) et les signes de vieillissement de la femme, en cherchant à compenser la baisse notoire des hormones féminines à partir de l'âge de 45-50 ans.

est proposé pour lutter contre les symptômes gênants de la ménopause.

Ce cocktail préparé à partir d'hormones synthétiques s'est montré efficace à court terme contre les signes cliniques de la ménopause, lorsqu'ils étaient présents, mais il s'est révélé comme agressif à long terme vis-à-vis des tissus qu'il était censé protéger et revitaliser.

Mais l'apport d'hormones artificielles

augmente le risque de cancers du sein, de l'utérus ou des ovaires.

De récentes études (14) portant sur près de 130 000 femmes en cours de THS, démontrent une augmentation significative de quelque 20 % du risque de cancers du sein, du col utérin ou de l'ovaire, pour les femmes prenant des hormones, par rapport à celles qui n'en prenaient pas.

La progestérone naturelle est une solution plus sûre.

Il faut noter que ce risque est bien moindre, si l'on évite les œstrogènes et qu'à la place, on utilise une progestérone naturelle (en fait semi-synthétique à partir du yam), dont la meilleure voie d'administration est la voie percutanée (28), sous la forme d'une crème ; la progestérone est libérée chaque jour à partir de la peau et elle est proposée pour éviter les problèmes d'ostéoporose, d'obésité, de baisse de libido, etc., rencontrée par la femme ménopausée. Il s'agit d'une bonne réponse, apportée au vieillissement de la femme après 45 ans, bien meilleure que le THS, d'origine synthétique.

La progestérone passe par la peau.

Il existe aussi nombre de plantes à action hormone-like.

De nombreuses plantes peuvent aussi, en modulant les récepteurs à œstrogènes ou à progestérone, être efficaces dans le syndrome pré– et post-ménopausique : citons le *soja, le gattilier, la sauge ou encore l'alfalfa.*

b – Testostérone

Pour le syndrome de l'andropause

L'homme connaît aussi une phase de déclin hormonal après 50-55 ans, laquelle a été appelée l'andropause : elle se traduit entre autres signes par une fatigue, voire une dépression, une perte musculaire graduelle, une perte de la libido et des troubles de l'érection.

la testostérone est donnée après dosage de sa fraction libre dans le sang

Pour ce syndrome, la testostérone, normalement produite par les testicules – et aussi par les surrénales –, a été proposée avec succès comme thérapie de substitution. Le problème toutefois est de surveiller l'évolution du tissu prostatique, dont la tendance à la cancérisation (taux de PSA > 4) est aussi une caractéristique de l'âge, après aromatisation de la testostérone en œstrogènes.

et aussi du taux de PSA

Pour éviter l'utilisation directe des hormones, de nombreuses solutions de phytothérapie ont été testées, dont la plus connue est l'apport d'extraits de *Tribule terrestre*, associée à la racine d'ortie, capable d'inhiber – par stimulation de la 5- réductase – l'aromatisation de la testostérone.

car le risque de cancérisation de la prostate existe.

Ainsi, imposer à l'organisme vieillissant une dose fixe et quotidienne d'hormones, **ne va pas sans une probabilité accrue de cancérisation**. Avec l'âge, l'immunité est moins performante, les facteurs de toxicité environnementale s'accumulent et ce **risque d'une cancérisation ciblée** par un apport hormonal parfois trop rigide, est bien réel.

L'apport d'une quantité fixe d'hormone est à double tranchant.

c – DHEA

La DHEA est l'hormone la plus abondante dans notre corps, produite par la surrénale et aussi directement par les cellules nerveuses dans le cerveau. La moindre quantité de DHEA produite est un bon marqueur de l'âge biologique d'une personne, si bien que la DHEA de substitution, fabriquée toujours à partir de noyaux stéroliques* extraits du soja ou du yam, a été proposée pour diminuer l'incidence des différents signes de vieillissement du corps.

Avec l'âge, le taux de DHEA-S décroit.

De plus, la DHEA étant un stade intermédiaire de la production des hormones sexuelles stéroïdes, augmenter sa quantité dans le sang devait permettre d'augmenter également les quantités d'œstrogènes, de progestérone et de testostérone des personnes supplémentées : cette augmentation se fait toutefois à doses physiologiques (jusqu'à 100 % du taux initial après 6 mois de cure), c'est-à-dire que le corps produit lui-même ce dont il a besoin, ce qui est beau-

Si la carence est avérée, il est courant désormais d'apporter la DHEA, qui indirectement génère aussi les autres hormones stéroïdes.

coup plus intéressant que les doses imposées de la supplémentation directe.

La DHEA elle-même possède de multiples rôles physiologiques.

Chez l'animal, comme chez l'homme, la DHEA a montré qu'elle était capable de (41) :

- Stimuler l'enzyme mobilisant la L-carnitine dans le foie (rôle anti-obésité),
- Protéger les vaisseaux et le cœur, par diminution de l'agrégation plaquettaire et par réduction des lipides sériques,
- Inhiber une enzyme-clé de la progression cancéreuse, la Glucose-6-ph.désaturase,
- Inhiber directement les radicaux libres,
- Relancer la physiologie cérébrale et la genèse de nouvelles cellules-souches, d'où une action anti-âge majeure,
- Densifier l'os, par stimulation des ostéoblastes, d'où une action antiostéoporotique,
- Réguler l'immunité, en particulier dans les syndromes auto-immuns.

Lorsque les taux de DHEA sont restaurés le risque de maladie cardiaque, de cancer et/ou de troubles de l'immunité est moindre.

Chez les personnes pour lesquelles on constate que le sulfate de DHEA est à un faible niveau dans le sang, la supplémentation en DHEA peut ainsi être indiquée, d'autant plus si les taux de progestérone ou de testostérone sont bas également.

d – Hormone de croissance et IGF1

L'hormone de croissance compense les signes de dégénérescence tissulaire avancés

L'hormone de la jeunesse *est* l'hormone de croissance (*Human Growth Hormon* ou HGH) : mais cela signifie-t-il qu'il faille la redonner à ceux dont les niveaux de cette hormone sont bas et qui voudraient rajeunir ? Les signes de déficience en HGH sont un vieillissement biologique prononcé, une perte de masse musculaire, un affaissement du tissu conjonctif, un tassement osseux et une obésité marquée.

Si tous ces signes sont présents, la supplémentation directe avec la HGH pourrait être une voie de traitement de ce syndrome, mais il y a un danger de prolifération anarchique des tissus stimulés, donc la surveillance médicale doit être constante.

mais la surveillance doit être constante.

Là encore une stratégie nutritionnelle précise (26), avec des antioxydants puissants de 1er et de 2e degré, des cocktails d'acides aminés précurseurs comme la L-glutamine, la glycine et l'arginine, ainsi qu'une diète plutôt hypocalorique, favorise une fabrication adaptée de somathormone* et une relance de l'activité cérébrale. Ceci permet de restaurer des niveaux d'IGF1* normaux, qui sont une conséquence directe de la sécrétion de l'hormone de croissance. La prescription de cette dernière deviendrait alors inutile.

Des nutriments (antioxydants et acides aminés) permettent de produire une HGH naturelle.

e – Hormones thymiques

Le thymus possède plus de 20 fractions hormonales différentes (thymuline, tymosine alpha 1, thymopentine) (45), aux propriétés immunostimulantes pour les unes ou bien immunosuppressives, ou encore immunorégulatrices ; son extrait total possède une action anti-âge reconnue, traditionnellement utilisée en Europe du Nord, en Europe centrale (Allemagne, Suisse), mais aussi aux États-Unis et au Canada. Comme les autres hormones, il s'agit d'un véritable médicament, efficace et puissant, à prescrire en synergie avec d'autres mesures ; le cerveau possède de nombreux récepteurs aux hormones thymiques, dont l'action directe n'est pas complètement élucidée ; toutes les préparations thymiques toutefois ne sont pas équivalentes et ce, même en Allemagne, le pays où la recherche dans ce domaine a été la plus complète.

Les hormones thymiques, contenues dans son extrait total sont peu connues, mais elles représentent un cocktail anti-âge précieux immuno -modulateur.

f – Mélatonine

Fabriquée dans l'épiphyse à partir de la sérotonine,

La mélatonine est fabriquée par l'épiphyse, une petite glande située sur le dessus du cerveau et qui s'atrophie avec l'âge. C'est à partir d'un neuromédiateur essentiel, la sérotonine (dont le précurseur est le tryptophane), que la mélatonine est fabriquée, une réaction qui est augmentée par la présence de S-AMe, si elle est accumulée en quantité suffisante durant le jour.

la mélatonine est l'hormone des rythmes cérébraux,

Présente chez toutes les espèces animales, et même chez les végétaux, véritable chef d'orchestre de toutes les autres hormones, dictant la cyclicité du cerveau en fonction de la lumière extérieure, **la mélatonine est peut-être la principale de toutes les hormones.**

stimulante des hormones hypophysaires vers la thyroïde et la glande sexuelle ;

Son administration régulière restaure rapidement des niveaux juvéniles de LH et de FSH, les deux précurseurs des hormones sexuelles, et *par ailleurs reconstitue la fonction de la thyroïde*. Cette action est encore renforcée si on donne à la personne une dose adéquate de zinc organique (34).

elle possède une action antiradicalaire

L'action antiradicalaire directe de la mélatonine serait à l'origine également de son action anti-âge

La mélatonine orale disparaît assez tôt …

L'apport oral de mélatonine a bien sûr été essayé dans le cadre de stratégies visant à restaurer la fonction cérébrale et les différentes sécrétions hormonales ; le problème est que l'hormone est très vite détruite dans le sang, et que prendre 2 à 5 mg de mélatonine le soir, un quart d'heure avant la prise du sommeil, n'est pas forcément positif à long terme.

Il semble que l'administration en début de soirée d'un extrait de bergamote, une plante à essences (59), qui contient un précurseur, le 5-méthoxypsoralène (5-MOP) initie au contraire une sécrétion durable et efficace de mélatonine, par le corps lui-même durant la nuit. Sa prise régulière associée à l'oligo-élément zinc et à la S-adénosyl-méthionine (S-AMe, absorbée elle le matin), constitue une action anti-âge très performante et parfaitement biologique.

... au contraire de celle induite par un précurseur, le 5-MOP, renforcé par la S-AMe absorbée le matin.

25 – Agir au cœur de l'ADN, au cœur du noyau, au cœur du cerveau

Si les suppléments de nutrition (vitamines et oligo-éléments, acides gras) sont toujours sûrs et possèdent une action favorable et positive, la prise d'hormones suppose que les ADN qui reçoivent ces ordres moléculaires soient en état de les exécuter sans fausse note. Or on sait, en particulier avec les hormones sexuelles, œstrogènes et testostérone, qu'un ADN au contact d' une hormone peut se cancériser (5).

L'apport de certaines hormones (œstrogènes, HGH) entraîne un risque potentiel de cancérisation,

Toutefois il est possible d'idéaliser cet ADN-cible, effecteur final de toutes les actions cellulaires, *en bloquant les ADN dont la structure secondaire ne serait plus normale, et qui seraient peut-être capables de répondre de manière anarchique ou dérégulée aux sollicitations hormonales.*

un phénomène connu depuis plus de 50 ans !

Trier les *bons* ADN, ceux qui fonctionnent normalement de manière différenciée, des ADN qui sont sur la voie de la dégénérescence, est encore une fois, une voie ouverte par les travaux du Pr Mirko Beljanski...

Il est possible de trier les ADN sains de ceux présentant une altération.

6e Partie
La sélection sur l'ADN

26 – L'Oncotest*

Au milieu des années 70, les travaux de Mirko Beljanski, chercheur du CNRS* en poste au sein du célèbre Institut Pasteur de Paris, concernaient l'ADN d'une cellule et les différentes sortes d'ARN, capables d'en réguler l'activité (voir 1ère partie).

Selon les travaux de Mirko Beljanski

Mirko Beljanski avait observé par ailleurs la différence fondamentale existant entre les ADN d'un tissu sain et les ADN du même tissu, devenant précancéreux, voire cancéreux.

la double hélice d'un ADN cancéreux est plus ouverte que celle d'un ADN sain ;

En effet un ADN de tissu cancéreux possède toujours une structure secondaire déstabilisée par rapport à ce qui est observé dans un ADN de tissu sain.

Cette déstabilisation* se traduit par une tendance à l'ouverture des 2 chaînes d'ADN entre elles, tendance encore renforcée lorsque les ADN de nature cancéreuse sont au contact de produits banals, comme des hormones et diverses substances chimiques.

on dit que l'ADN est déstabilisé.

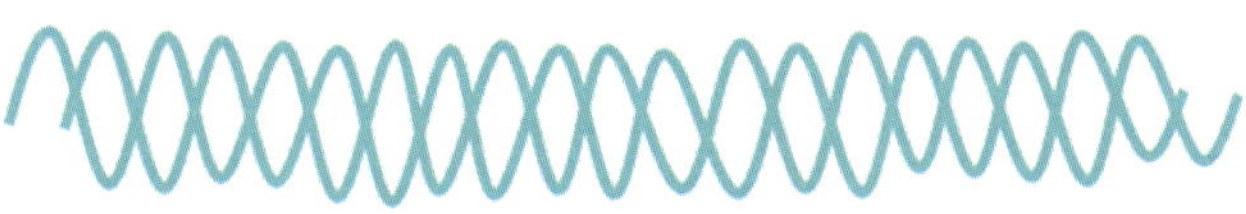

1 ADN normal

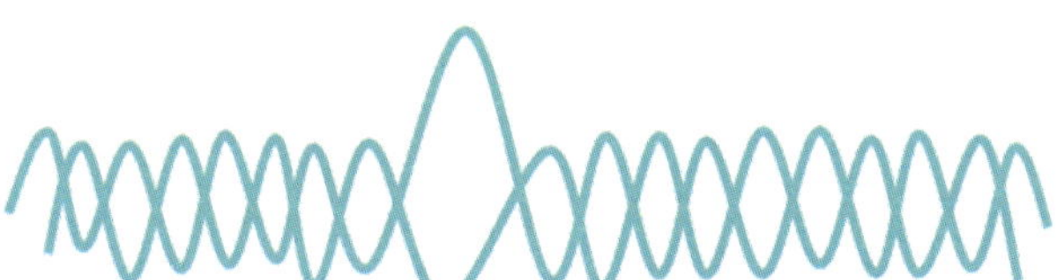

1 ADN déstabilisé

Un test met en évidence la différence entre un ADN sain et un ADN cancéreux.

La différence de réactivité entre un ADN sain et l'ADN du même tissu, mais de nature cancéreuse, se voit à l'aide d'un *test comparatif*, mesurant la quantité d'ADN synthétisée *en présence* de différents cancérogènes* connus ou bien de nombreux autres produits biologiques (hormones, sucres) et/ou chimiques.

Cet oncotest est rapide,

Ce test – nommé ***oncotest*** par son inventeur – permet de savoir en quelques minutes seulement, si un produit ou un médicament, déstabilise *ou pas*, un ADN normal ou cancéreux, c'est-à-dire s'il possède ou pas un potentiel cancérogène.

en présence d'une hormone ou d'un cancérogène,

l'ADN cancéreux se multiplie de 5 à 10 fois plus.

En présence de tous les produits reconnus comme cancérogènes, l'ADN sain d'un tissu se trouve un peu stimulé dans ses divisions, alors que l'ADN cancéreux de même origine tissulaire, lui, est stimulé très fortement, et la cellule qui le contient se divise de manière accélérée : le résultat est net ; la quantité d'ADN nouvellement synthétisé et retrouvé dans les milieux de synthèse de l'ADN est de 5 à 10 fois plus élevée avec l'ADN cancéreux qu'avec l'ADN sain…

Schéma d'un oncotest standard.

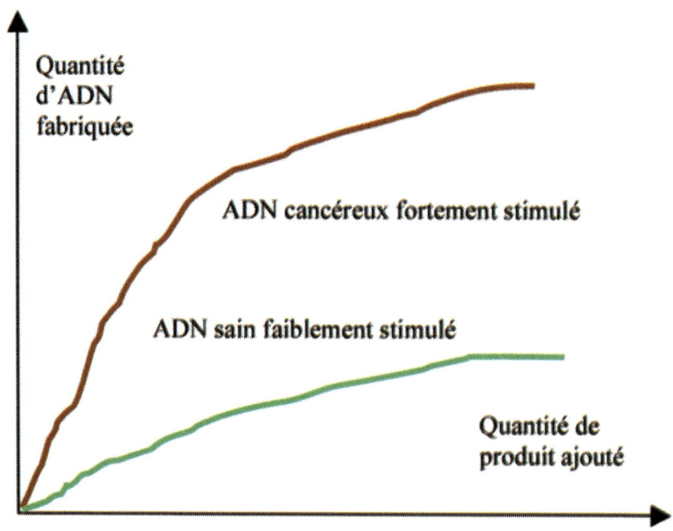

Ce test détecte ainsi le potentiel cancérogène de nombreuses substances connues comme telles, déjà détectées par le test de mutagenèse* selon Ames (test basé sur la mutation d'une bactérie ; plus long – 8 jours pour un résultat – et moins spécifique et moins sensible que l'oncotest) : le test de Ames, qui confond cancérogenèse* et mutagenèse, comporte aussi jusqu'à 40 % de faux positifs.

Les substances mutagènes sont détectées par l'oncotest …

L'oncotest ne détecte par contre aucun faux positif, et il permet de reconnaître beaucoup de produits réputés « inoffensifs » car non mutagènes. Ces produits ne sont pas perçus par les tests de mutagenèse, alors que leur potentiel cancérogène s'exprime pourtant bien *in vivo*. Parmi ces produits, de nombreux colorants utilisés en cosmétique et en alimentation, mais aussi des molécules de la classe des bêtabloquants ou encore des tranquillisants, utilisés très couramment par le grand public…(8)

… mais aussi de nombreux produits non mutagènes,

L'oncotest permet aussi de tester nombre de substances biologiques, comme les hormones, et de démontrer ainsi qu'elles ont un potentiel cancérogène, c'est-à-dire déstabilisatrices de l'ADN, *lorsqu'elles sont utilisées à des doses non physiologiques, et ce surtout avec leurs dérivés synthétiques* ; cette déstabilisation est limitée à leur tissu cible, mais n'en induit pas moins un réel processus cancéreux *in vitro** lors du test.

qui pourtant s'avèrent cancérogènes à doses non physiologiques

comme les hormones,

Depuis les récentes études sur la thérapie hormonale substitutive (THS) (14), études menées auprès de dizaines de milliers de femmes ménopausées, on sait que cette prédiction de l'oncotest s'est vérifiée aussi *in vivo* chez la femme.

le potentiel cancérigène du THS a malheureusement été confirmé depuis !

L'oncotest est un outil très rapide

L'oncotest est donc un outil rapide, capable de repérer dans notre environnement les molécules qui déstabilisent l'ADN de manière durable.

Les 3 schémas suivants montrent 3 oncotests, utilisant des substances à potentiel cancérogène, puis neutre et enfin toxique :

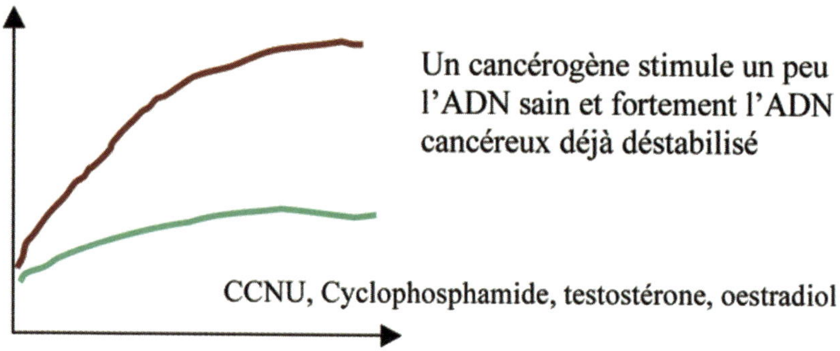

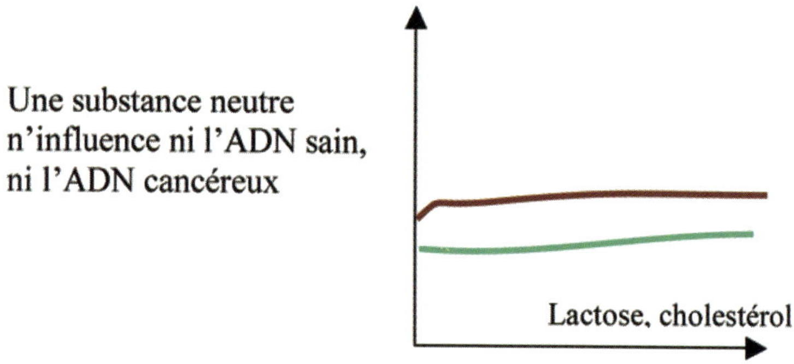

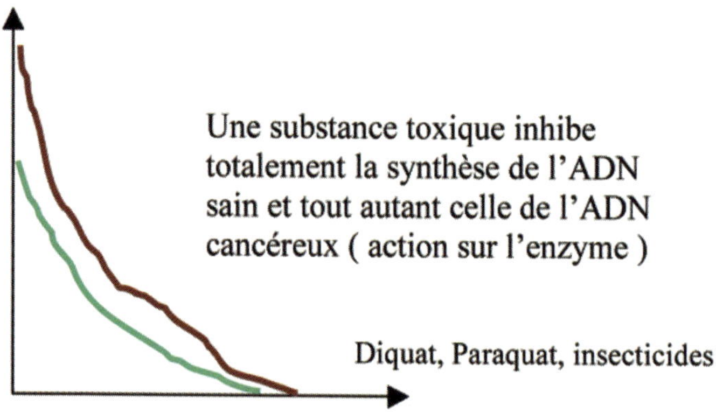

Parmi les constats de la petite équipe de recherche travaillant autour de Mirko Beljanski, celui que bon nombre de substances de chimiothérapie, utilisées à forte dose pour lutter contre le cancer (bléomycine, actinomycine, CCNU, cyclophosphamide), sont cancérogènes à faible dose. Ceci implique que durant leur phase d'élimination du corps, après un traitement anticancéreux, elles deviennent à faible dose, déstabilisatrices des ADN et donc ré-induisent pour partie ce qu'elles étaient censées éliminer !

Plusieurs produits utilisés en chimiothérapie anticancéreuse

se révèlent cancérogènes à l'oncotest !

Parmi les substances capables aussi de déstabiliser les ADN figurent les pesticides, dont des millions de tonnes sont déversées chaque année dans l'environnement ; l'oncotest a montré là encore leur effet déstabilisant sur l'ADN, c'est-à-dire qu'il a montré indiscutablement leur potentiel directement cancérogène (5) ; il s'agit là certainement d'une des causes majeures de l'augmentation de tous les cancers constatée depuis 30 ans, en particulier ceux du sein et / ou du côlon et du rein, tissus et organes d'élimination.

Les pesticides, dont la présence dans l'environnement est de plus en plus répandue

déstabilisent aussi l'ADN.

27 – Des alcaloïdes, molécules-verrous sélectives

Le génie de Mirko Beljanski fut de poursuivre ce travail sur l'oncotest jusqu'à son terme : il supposa qu'il existait dans la nature, des substances chimiques capables d'agir de façon exactement inverse des cancérogènes, c'est-à-dire *d'inhiber sélectivement la synthèse de l'ADN cancéreux, sans influencer les divisions de l'ADN sain.* L'oncotest réalisé avec ces substances devait se schématiser comme suit :

Mirko Beljanski a supposé qu'il existait dans la nature des molécules spécifiquement anticancéreuses.

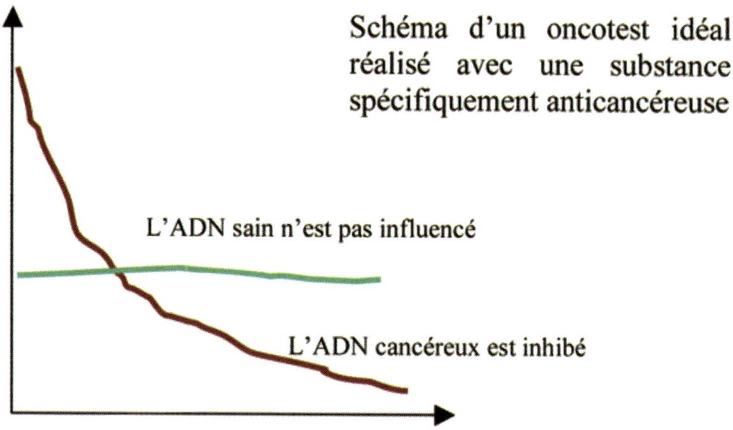

L'alstonine ne passe que la membrane des cellules cancéreuses

L'oncotest montre que certains alcaloïdes de plante, comme *l'alstonine* du *Rauwolfia*, possèdent bien cette action **sélective**, sans action sur la croissance des ADN de tissus sains, mais fortement inhibitrice de l'ADN des tissus cancéreux et ce, pour de nombreux types d'ADN tissulaires (sein, thyroïde, foie...).

et se fixe sur les bases puriques de l'ADN instable.

Mirko Beljanski a démontré que cette molécule sélective du Rauwolfia a la propriété de pénétrer la membrane de la cellule cancéreuse, pour atteindre l'ADN déstabilisé qu'elle contient : sur place, l'alcaloïde se fixe sur les bases puriques de l'ADN ouvert, il s'intercale et bloque ainsi ses multiplications ultérieures, en empêchant le jeu des enzymes de duplication.

La molécule n'influence pas la vitalité des cellules saines.

En revanche, ce même alcaloïde ne pénètre pas les cellules saines (la membrane cellulaire portant une charge électrique inversée) et ne se fixe pas sur l'ADN sain, à peine entrouvert.

Mirko Beljanski venait ainsi de mettre en évidence la première molécule sélectivement anticancéreuse, ***la cancérisation – voire la dégénérescence –***

étant un processus de déstabilisation avancé et permanent de l'ADN.

L'oncotest est une découverte majeure

L'oncotest permet ainsi de tester rapidement, simplement, mais scientifiquement **toute substance chimique ou biologique, dans son potentiel de sélectivité d'action, de non-toxicité pour les tissus sains et d'inhibition de la croissance des cellules cancéreuses**.

qui permet au biologiste de tester très sûrement sur les ADN,

Lorsqu'il sera connu, reconnu et utilisé en routine, ce test révolutionnaire devrait donc permettre d'éviter bon nombre d'expérimentations animales aussi coûteuses qu'inutiles, de détecter préventivement les nombreuses substances nocives de notre environnement et enfin de révéler sûrement de nouvelles molécules sélectivement anticancéreuses...

les milliers de produits chimiques existants.

Grâce à l'oncotest,

C'est ainsi que dans une autre plante tropicale, le *Pao pereira* du Brésil, Mirko Beljanski a mis en évidence un autre alcaloïde, la flavopéreirine, tout autant spécifiquement anticancéreux que l'alstonine, car sélectif également des tissus à ADN déstabilisé (c'est-à-dire les ADN contenus par les cellules précancéreuses et cancéreuses).

un autre alcaloïde spécifique a été découvert

dans l'écorce d'un arbre brésilien, le Pao pereira.

Le potentiel anticancéreux de ces deux alcaloïdes, l'alstonine d'une part et la flavopéreirine d'autre part, a été vérifié sur de nombreux tissus cancéreux végétaux, animaux et humains (17 lignées différentes), ainsi que sur des ADN isolés après prélèvement sur des patients, au cours d'exérèses chirurgicales.

L'alstonine et la flavopéreirine sont des anticancéreux spécifiques des tumeurs végétales, animales et humaines.

Le double schéma suivant démontre que les 2 produits n'affectent pas la croissance des tissus sains correspondants ... les cellules sont en culture *in vitro*.

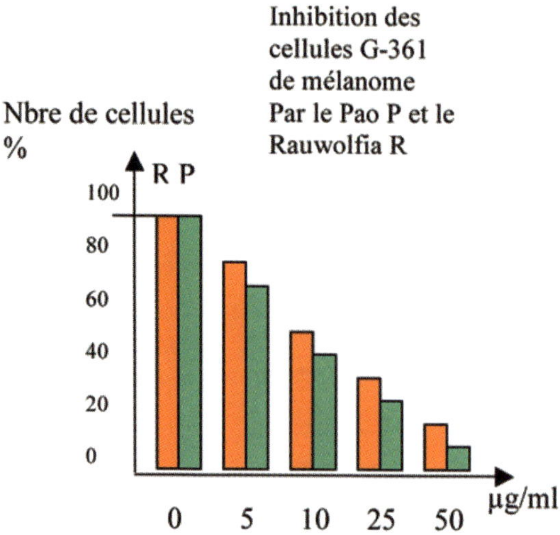

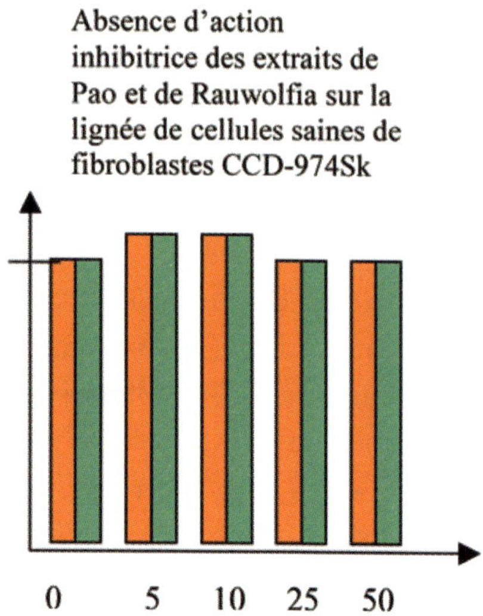

L'alstonine du Rauwolfia est un anticancéreux sélectif , voire régulateur des tissus sous dépendance hormonale.

Le premier alcaloïde extrait du Rauwolfia par Mirko Beljanski, a montré une activité meilleure sur les tissus sous dépendance hormonale : outre son effet anticancéreux spécifique, il exerce sur ces tissus une véritable régulation, si bien qu'il a été proposé chez la femme ménopausée, pour contrer des symptômes comme les bouffées de chaleur, et chez l'homme et la femme jeunes, pour lutter contre certaines formes de stérilité.

La flavopéreirine a montré un potentiel anticancéreux, mais aussi antiviral.

Le second alcaloïde découvert et extrait du Pao, une molécule plus petite que la première, a montré, outre son action anticancéreuse, un fort potentiel antiviral, à la fois sur des virus végétaux (virus de la mosaïque du tabac), sur des virus animaux (FIV du chat, Influenza du chien) et sur des virus humains (virus de l'hépatite C,influenza, HIV)(5).

2 alcaloïdes

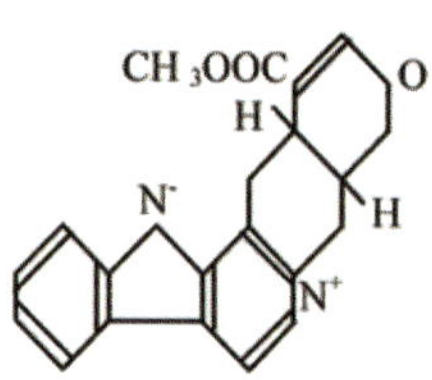

Alstonine

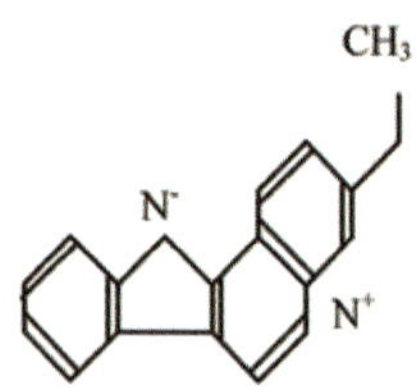

Flavopéreirine

Ces deux produits actifs contre les ADN cancéreux *in vitro*, ont confirmé leur potentiel anticancéreux sur des organismes vivants, sur des animaux et sur des hommes ; plus intéressant encore, la flavopéreirine, est active *in vivo* jusque dans le système nerveux central, car du fait de sa petite taille, elle passe facilement la barrière hématoméningée.

capables de bloquer la multiplication d'un ADN déstabilisé, pour le Pao, jusque dans le cerveau.

Photos d'astrocytes cancéreux pénétrés par l'extrait de Pao, lequel se fixe dans le noyau ; comparaison avec un astrocyte sain, pour lequel le produit reste à l'extérieur.

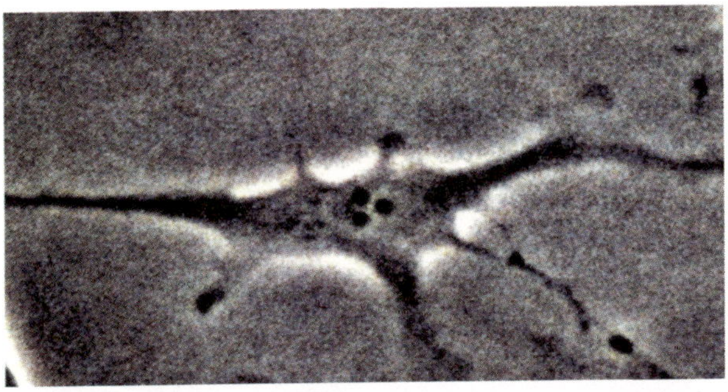

L'alcaloïde fluorescent reste à l'extérieur de la cellule saine

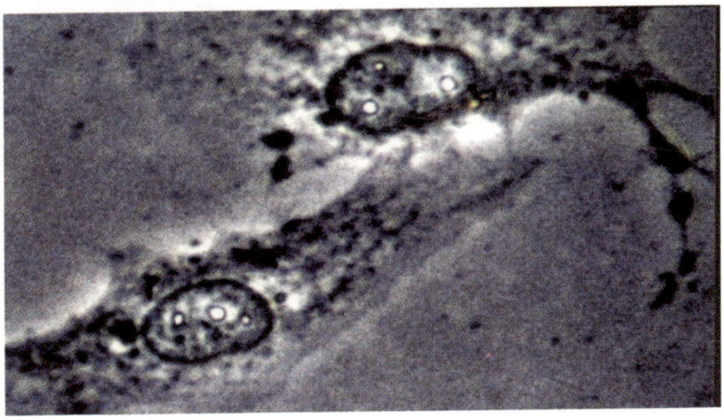

mais pénètre les nucléoles de la cellule cancéreuse

Mirko Beljanski a donc ainsi – après plus de 40 années de recherche – montré que des substances naturelles, extraites de certaines plantes, **étaient capables de contrôler sélectivement la déstabilisation des ADN in vivo, et ce jusque dans le cerveau, le lieu où se réalisent toutes les régulations vers le corps.**

grâce à la Recherche Beljanski, le monde sait qu'il existe des molécules naturelles, contrôlant la déstabilisation des ADN,

Ces alcaloïdes de plantes ont été appelés « molécules-verrous ».

Mirko Beljanski a dénommé ses deux alcaloïdes ***molécules-verrous***, car elles sont capables de se fixer sur un ADN ouvert et de le bloquer, que l'ADN déstabilisé appartienne à des cellules précancéreuses et/ou cancéreuses. Or la duplication de l'ADN est une opération vitale pour la cellule : si l'ADN en est empêché, la cellule meurt.

L'ADN se répare de moins en moins bien et se déstabilise de manière permanente.

Avec l'âge et au fil des divisions, l'ADN s'auto-répare moins facilement et la tendance à la déstabilisation progressive, puis permanente, voire aux cassures de chromosomes se confirme ; à terme, si la cellule dont l'ADN est altéré ne meurt pas, il y a un grand risque de cancérisation. Heureusement un système immunitaire performant sait reconnaître ces cellules déviantes et il les élimine.

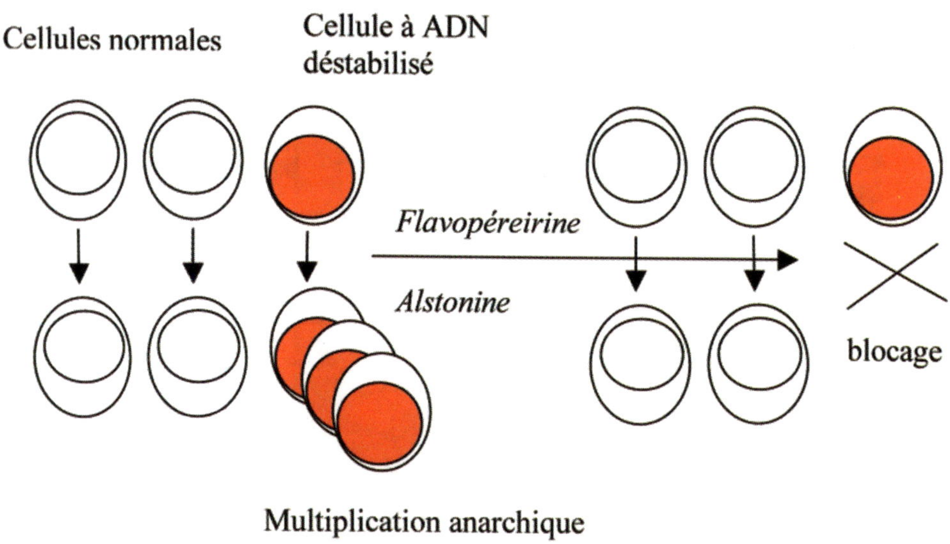

Les molécules-verrous permettent de bloquer ces ADN déviants.

L'intérêt est grand alors de disposer **en prévention** d'alcaloïdes* sans aucune toxicité, ***sélectifs de ces ADN déstabilisés et capables de les bloquer*** ; cela devrait permettre au corps d'augmenter sa vigilance vis-à-vis de ces cellules potentiellement dangereuses, et de pouvoir les éliminer au fur et à mesure de leur apparition, alors qu'elles ne sont pas encore trop nombreuses.

28 – La déstabilisation de l'ADN, une maladie cumulative

Une hormone à dose excessive, non physiologique, peut déstabiliser l'ADN de ses cellules-cibles, au niveau de ses sites récepteurs. Mais des radicaux libres ou des polluants chimiques banals (l'éthylène glycol des produits ménagers, par exemple) peuvent aussi déstabiliser le même ADN : ces différentes actions délétères s'additionnent !

L'ADN d'une cellule peut être déstabilisé par plusieurs causes simultanées qui s'accumulent.

Si la même cellule reçoit un médicament ou subit une irradiation, voilà encore des occasions pour l'ADN d'augmenter le nombre de ses sites ouverts

La différence entre un ADN sain et pré-cancéreux est faible,

Un ADN peut ainsi à l'extrême présenter 40 % de sa structure sous une forme déstabilisée en présence d'un anticancéreux puissant (ADN totalement inactif) ; mais la plupart du temps, entre un ADN sain et un ADN déstabilisé jusqu'à la cancérisation, la différence n'est que de 5 % à 20 % de sites ouverts en plus.

de l'ordre de 5 % à 20 % de sites ouverts en plus.

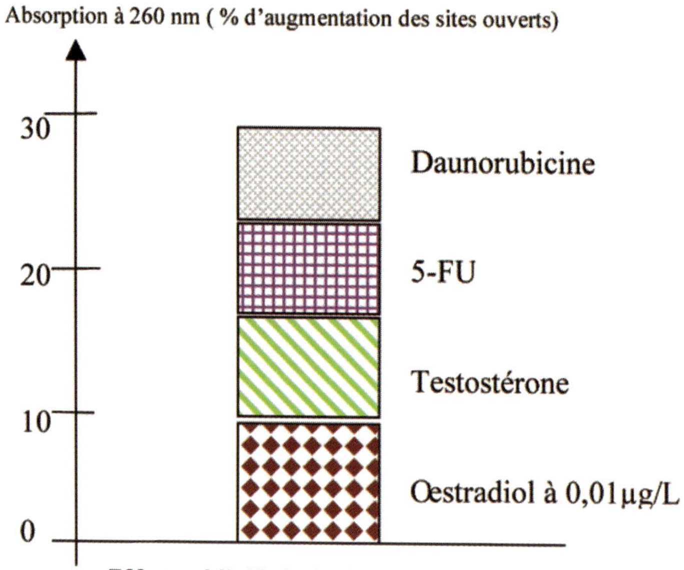

Effet additif de 2 chimiothérapies + 2 hormones sur l'ADN.

La prévention par des cures d'alcaloïdes – verrous

Il est donc très important de disposer de molécules – aujourd'hui extraites du Pao et du Rauwolfia – qui soient capables de bloquer les ADN trop ouverts, *avant qu'ils ne dégénèrent vers une vraie cancérisation.*

en particulier contre les désordres créés

La pollution chimique cumulée, facteur de vieillissement

par les pesticides environnementaux

pourrait être une arme précieuse

En particulier, ces molécules devraient se révéler être des ***armes préventives majeures face aux diverses pollutions chimiques de notre environnement*** : en France, les deux tiers des cours d'eau sont pollués par plus de 200 molécules différentes de pesticides ! et 5 % des installations sanitaires domestiques sont alimentées par une eau non conforme à la réglementation européenne (29). On estime que les 65 % d'augmentation des cancers constatés depuis 20 ans, seraient dus en grande partie à l'augmentation incontrolée de ces polluants (53). Lesquels précisément ? peu importe à vrai dire, c'est leur pression globale qui est préoccupante, avec pour conséquence finale, toujours plus de dommages, de mutations ou bien plus banalement de déstabilisations des ADN cellulaires.

La pollution globale de l'eau et de l'environnement est génératrice de déstabilisation des ADN.

Par ailleurs, une étude du *World Wildlife Fund* (WWF) au Royaume-Uni sur 47 personnes, dont 40 parlementaires, a montré que près de 80 substances chimiques polluantes étaient présentes en moyenne dans le sang des personnes testées, dont certaines comme le DDT et le PCB sont interdites depuis 30 ans ! (65)... ce qui signifie que leur accumulation longtemps après, continue d'être sensible dans le sang circulant ; que dire alors des tissus cibles de ces produits ?

Une récente étude du WWF a démontré l'omniprésence de la pollution chimique.

Des ondes nocives à moyen et long terme ?

Par ailleurs,la pollution électro-magnétique liée à la présence des antennes-relais de téléphonie mobile, à l'installation accélérée de bornes Wi-Fi pour les communications internet sans fil, à l'utilisation même des ordinateurs et des téléphones, a déjà été évoquée dans ce livre, afin de mettre en évidence le rôle radioprotecteur des ARN-fragments (voir chapitre 11).

La pollution électro-magnétique envahissante

Le mode d'action de ces ondes se réalise par modifications des protéines de surface et aussi – via l'ion calcium – par modification de la perméabilité de la membrane cellulaire (rapport csif). Ces altérations ont un rententissement sur l'ADN, par l'intermédiaire du métabolisme des polyamines (voir www.csif-cem.org). L'ADN là encore se retrouve exposé à un risque accru de déstabilisation, ce qui conduit à une

qui interagit avec la membrane, puis l'ADN de la cellule

conduit aussi à la cancérisation.

3 cures de Pao / Rauwolfia par an en prévention

probabilité augmentée de l'incidence des cancers, en particulier les leucémies et les tumeurs du cerveau.

pourraient alors empêcher la déstabilisation de nos ADN

face aux menaces chimique et EM.

Face à ces menaces très préoccupantes de notre monde moderne, il est encore certainement réconfortant de pouvoir disposer de molécules-verrous, capables d'éliminer les cellules dont l'ADN aurait été, soit endommagé par les toxiques environnementaux, soit déstabilisé suite à l'exposition chronique aux très basses fréquences (ELF). Des cures bi- ou tri-annuelles d'extraits de Pao et de Rauwolfia à titre préventif, pourraient permettre à nos tissus de se renouveler sans perte fonctionnelle, ni dédifférenciation, en liaison avec ces agressions nouvelles.

29 – Une synergie Alstonine/ Flavopéreirine avec la substitution hormonale

Les molécules-verrous permettent d'éviter que les ADN sensibles à l'action hormonale ne se déstabilisent.

Dans le cadre de stratégies antivieillissement, de telles substances sont précieuses aussi, car on pourrait grâce à elles, préventivement bloquer des cellules à ADN déstabilisé, que ce soit par perte de leur pouvoir de réparation ou par agression du fait de l'accumulation de radicaux libres, avant qu'elles ne forment de véritables tumeurs.

De plus, si du fait de l'âge, à la suite de contrôles sanguins ou salivaires démontrant une réelle carence, se trouvent indiquée la prescription d'hormones comme les hormones thyroïdiennes, les hormones stéroïdes ou d'autres hormones, **ces extraits de plantes représenteront aussi une sécurité**

contre une déstabilisation future de l'ADN des tissus-cibles de l'hormone.

Elles seraient ainsi complémentaires des stratégies anti-âge à base d'hormones.

Avant de recourir aux thérapeutiques hormonales à dose pondérale, en particulier aux hormones stéroïdes que l'on sait désormais (grâce à l'oncotest) cancérogènes à doses supraphysiologiques, il faut savoir qu'une stratégie antioxydante basée sur la vitalité optimale des mitochondries, permet déjà une élévation du taux des hormones, comme la DHEA ou la testostérone et les œstrogènes.

La supplémentation en antioxydants et la protection des mitochondries

En effet, une supplémentation en acide alpha-lipoïque, en L-carnosine et en antioxydants classiques comme les vitamines AECB3 et les minéraux/oligo-éléments actifs dans le cycle de Krebs (magnésium, sélénium, zinc, manganèse), permet **l'achèvement** à haut rendement de la **stéroïdo-génèse dans les mitochondries** ; ainsi il serait possible de doubler sa propre hormonogénèse (augmentation de 100 % des valeurs sanguines) en quelque 6 mois de cure ! (38)

permet déjà à elle seule d'augmenter le taux des hormones stéroïdes dans le sang

En plus d'une vitalité retrouvée liée à la production optimisée d'ATP, cette stratégie de nutrithérapie axée sur les mitochondries, permettrait de ne produire par définition *qu'une dose physiologique d'hormones*, c'est-à-dire adaptée à chaque personne, avec quasiment zéro risque de cancer.

à un niveau physiologique très personnalisé.

De plus, il a été constaté que ce qui vaut pour la production interne des hormones, vaut également pour la fabrication et le recaptage des neuromédiateurs (dopamine, nor-adrénaline, adrénaline, acétylcholine, GABA, sérotonine) : lorsque les neurones respirent mieux, le niveau des neurohormones

S'ils respirent mieux, les neurones fabriquent aussi plus de neuromédiateurs.

revient à la normale, sans qu'il soit besoin d'autre chose que de fournir au corps leurs précurseurs (acides aminés branchés pour la dopamine et la noradrénaline et tryptophane pour la sérotonine) ...

30 – L'extrait de Pao, 1er produit anti-âge

La flavopéreirine bloque les ADN en voie de dégénérescence

L'alcaloïde sélectif du Pao (la *flavopéreirine*) est une petite molécule capable de passer la barrière méningée, de pénétrer seulement les cellules à ADN déstabilisé, sur la voie de la dégénérescence ou de la dédifférenciation.

en se fixant sur les bases puriques de l'ADN ouvert

Cet alcaloïde qui se fixe sur les bases puriques d'un ADN ouvert, se fixe aussi sur les bases puriques de virus à ARN ou à ADN, pour les inactiver.

elle possède aussi une action anti-interleukine 6

et donc s'oppose à l'inflammation chronique des tissus.

L'intérêt de cette molécule biologique est plus vaste encore, puisqu'elle a démontré une action de régulation/inhibition de la production excessive d'interleukine 6 par les cellules (5), cette cytokine étant *pro-inflammatoire* et *inhibitrice de l'action reconstructrice des cellules-souches, en particulier neuronales.*

L'inflammation chronique du cerveau est prévenue par une diététique précise...

L'inflammation chronique de tout tissu est un facteur d'usure prématurée redoutable : elle n'est combattue – voir 2e partie – que par des mesures précises de nutrition sélective, et aussi par une synergie de moyens favorisant la respiration cellulaire aérobie – voir 4e partie.

Lorsque les cellules commencent à se « désencrasser », selon l'expression du Dr Seignalet (55), on pourrait alors utiliser la flavopéreirine en synergie avec les acides gras oméga 3, afin de nourrir les membranes et les synapses d'une part et d'inactiver les ADN producteurs de cytokines pro-inflammatoires comme l'interleukine 6, d'autre part.

… de plus l'association du Pao, des acides gras oméga 3 et des ARN-fragments sur le cerveau

Ceci est possible, car cet alcaloïde Pao est capable de pénétrer les cellules à ADN déstabilisé, et d'en bloquer le métabolisme éventuellement déviant.

Une association de moyens plus puissante encore peut être réalisée en débutant alors une cure à base d'ARN-fragments ; ceux-ci sont non seulement capables de réparer les cassures sur les ADN en apportant des nucléotides, mais aussi de multiplier par 5 le nombre de cellules-souches de la moelle osseuse, lesquelles libérées dans le torrent circulatoire, pourront migrer sur les sites où les tissus ont besoin d'être réparés, y compris le cœur et le système nerveux central ! …

permettrait de lutter contre l'inflammation, de nourrir les synapses et d'accélérer les réparations locales.

31 – Stratégie protectrice des neurones et des noyaux cellulaires : synthèse

En résumé, les stratégies protectrices du noyau de toute cellule et de son ADN, gardien de la mémoire de l'espèce, et les stratégies protectrices du cerveau, noyau essentiel du corps et support des fonctions neuro-hormonales, se superposent : parmi les 10^{13} cellules du corps, nos cellules cérébrales sont les plus vitales et les plus précieuses, *les neurones étant*

Protéger ses neurones

c'est protéger l'essentiel et le plus fragile du corps.

garants du flux normal des hormones, et gardiens de la mémoire de l'individu.

Ces neurones, qui assurent un travail de régulation à chaque seconde, il faut les soutenir par :

Le cerveau a besoin d'énergie, il faut lui en apporter par un flux d'oxygène maîtrisé.

- Un apport d'oxygène régulier par la pratique d'une activité physique modérée (voir aussi 2e partie). La respiration profonde stimule le rhinencéphale, qui est une des 3 zones du cerveau qui produisent de nouvelles cellules-souches neuronales ; respirer plus, a donc une incidence directe sur le potentiel de réparation cérébrale !

Respirer stimule directement les cellules-souches cérébrales !

Accorder les rythmes respiratoire et cardiaque au cours des états de relaxation mentale est un plus ...

De plus, la recherche d'une coordination maîtrisée du rythme respiratoire et du rythme cardiaque (dénommée « cohérence cardiaque ») (56) permet d'ordonner les informations en provenance du cerveau : cet accord de résonance renforce le flux électrique des potentiels sortants et entrants, ce qui majore le champ magnétique corporel ; or celui-ci est le garant des échanges énergétiques en tout lieu.

- Par une nutrition précise, incluant des protéines de bonne qualité (en particulier cuites de manière ménagée) absorbées en quantités idéales (0,8 g/kg/j), comprenant aussi des acides gras polyinsaturés de type oméga 3, des fractions de lécithine et incluant des sucres lents, mais sans excès.

Assez de protéines, et d'acides gras insaturés

et pas trop de sucres

- Par une protection renforcée des mitochondries des neurones, plus fragiles car 10 fois plus exposées à l'oxygène que les mitochondries des autres tissus, et appartenant à des cellules difficilement renouvelables : prendre tout d'abord en supplémentation les vitamines ACEB3, les minéraux et oligo-éléments, magnésium, sélénium, zinc et manganèse, avec une 2e ligne de défense antiradicalaire comprenant l'acétyl-L-carnitine et l'acide alphalipoïque ; cette stratégie puissamment antioxydante permettra sinon d'éviter un traitement de substitution hormonale, du moins d'en minimiser les doses, et par ailleurs de valoriser une micronutrition destinée à renforcer le niveau des neuromédiateurs.

Prendre des antioxydants de 1er et 2e degré.

Des mitochondries saines permettent une synthèse hormonale complète.

- Par des nutriments – comme la S-AMe – favorisant une bonne détoxification ou désencrassage du cerveau, ainsi que la reconstruction des protéines (neuromédiateurs) ou des lipides, par méthylation.

La S-AMe est détoxifiante et anabolisante.

- Par une protection des ADN cellulaires, en particulier ceux des neurones, grâce à l'alcaloïde du Pao (cure de 2 mois, 3 fois dans l'année), qui réaliserait un véritable reformatage du « disque dur cérébral », par blocage des ADN déviants et par inhibition de l'interleukine 6. La flavopéreirine (Pao) et aussi l'alstonine (Rauwolfia) ont par ailleurs une action sur tous les noyaux cellulaires dans chacun des tissus du corps, ce qui permet en particulier aux glandes endocrines, **d'optimiser leur production d'hormones**.

L'extrait de Pao permet de bloquer les ADN déviants,

Ces substances naturelles qui pénètrent les seules cellules dont l'ADN serait destabilisé, ***se fixeront au passage aussi pour partie sur l'ADN mitochondrial***, responsable de la synthèse des enzymes utiles à la respiration.

y compris l'ADN mitochondrial bien plus fragile que l'ADN nucléaire.

La mise hors circuit de ces cellules sur la voie de leur propre destruction, n'en sera que plus rapide.

Les ARN-fragments stimulent les cellules-souches de la moelle osseuse, pour des réparations à distance, jusque dans le cerveau.

• Par renforcement du potentiel réparateur des cellules-souches homologues, grâce à l'apport des ARN fragments ; stimuler les ADN de la moelle osseuse par un ARN amorçeur, permet de moduler une immunité peut-être localement défaillante, et de réaliser une véritable microchirurgie au sein de chaque tissu, sur la voie de la fibrose et de la dégénérescence (voir cas cliniques en 4e partie).

Le Ginkgo sera précieux comme régulateur de la dégénérescence fibreuse, en particulier des glandes endocrines.

• Le Ginkgo Beljanski est aussi utile comme régulateur de la production dévoyée d'enzymes par la cellule vieillissante, comme protecteur du tissu conjonctif de par son action générale antifibrosante ; le parenchyme fragile des glandes endocrines en serait le premier bénéficiaire.

Cas cliniques

Molécules-verrous Ginkgo et ARN-fragments

Voici un exemple extrême, parmi les milliers de patients traités dans ces conditions depuis deux décennies, montrant la stimulation des cellules-souches de la moelle osseuse par les ARN-fragments, au cours d'une chimiothérapie à toxicité connue pour la moelle osseuse ; par ailleurs, démontrant aussi l'intérêt des molécules-verrous pour agir en synergie avec les médicaments anticancéreux et pour prévenir la cancérogénèse au sein des cellules saines.

Louise M. est née en 1954, il y a 50 ans ; fumeuse depuis 30 ans, elle a arrêté le tabac en 2003, mais un cancer du poumon à petites cellules a été diagnostiqué en mars 2004, avec de nombreuses métastases sur la chaîne ganglionnaire médiastinale, ainsi que sur le foie et la surrénale.

Le pronostic est jugé désespéré à échéance de 6 mois par l'équipe médicale qui la suit ; un traitement de chimiothérapie est toutefois instauré, avec de l'épirubicine, du carboplatine et du cisplatine ; sont prescrites 6 séances de chimiothérapie en perfusion de 3 à 4 jours, espacées de 3 semaines, d'avril à août 2004.

Un protocole complémentaire est proposé par son médecin traitant à base de molécules-verrous (action synergique avec la chimiothérapie alkylante et/ou ciblée sur l'ADN) – extraites du Pao Beljanski (6 gélules/jour) et du Rauwolfia (5 gélules/j) -, incluant aussi la prise d'extraits de Ginkgo (6 gélules/j) et des ARN-fragments, afin de restaurer le taux de leucocytes et de plaquettes, qui peuvent être dramatiquement abaissés, en particulier avec l'épirubicine.

Parallèlement à la supplémentation par les extraits de plantes et par les ARN-fragments, une stratégie de nutrithérapie cellulaire est débutée : Louise reçoit des acides gras de poissons, des antioxydants et de hautes doses de probiotiques.

Le tableau de la page suivante résume l'évolution de la numération/formule sanguine de la patiente au cours des 6 mois de chimiothérapie, adjuvée par les différentes mesures de supplémentation citées.

Il est remarquable de constater que les quantités de globules rouges, de leucocytes et de plaquettes de la malade sont restés à des niveaux très corrects, malgré de larges fluctuations constatées après chaque perfusion.

L'immunité globale en fin de chimiothérapie reste bonne, ce qui représente pour la patiente une réelle chance supplémentaire de non-récidive de son cancer. (Il aurait fallu réaliser un caryotype avant et après chimiothérapie, afin de mesurer exactement l'influence des molécules-verrous et des ARN-fragments sur les ADN de ses cellules saines ; mais par souci d'économie, cela n'est jamais réalisé dans les hôpitaux !).

La patiente a connu, à l'inverse du pronostic de ses chimiothérapeutes, une rémission complète de son cancer primitif et de ses diverses métastases ; son état général est devenu, à son avis et de l'opinion de ses proches, bien meilleur qu'il ne l'a jamais été !

Suite aux 6 séquences de chimiothérapie toutefois, les médecins ont prévenu Louise que le cerveau peu sensible à l'action des drogues utilisées, devait être traité par radiothérapie, malgré l'absence de lésion ! au cours de 15 séances d'irradiation totale, de façon à prévenir au mieux une éventuelle métastase cérébrale.

Les rayons thérapeutiques sont très précieux pour détruire une tumeur, mais ils produisent pour cela beaucoup de radicaux libres : une irradiation totale et diffuse du cerveau est donc une thérapeutique extrêmement délétère, induisant un vieillissement accéléré du site irradié : la patiente a donc subi ces séances, en continuant la protection par les ARN-fragments, le Ginkgo antifibrose et l'extrait de Pao, pour bloquer les ADN en voie de déstabilisation. Durant les séances elle a pris en plus de la S-AMe à raison de 800 mg/j, afin de majorer encore sa protection cérébrale.

Sur les recommandations de son médecin, Louise va désormais continuer en partie seulement et par cures, la stratégie biologique qui lui a permis de traverser avec bénéfice et sans dommage, un traitement nécessaire, mais très agressif pour ses cellules saines.

Tableau page suivante : Numération/Formule sanguine de 04 à 09.04

Exemples de l'action des molécules-verrous sur la régulation hormonale

Les alcaloïdes du Pao et du Rauwolfia se fixent sur des sites présents sur l'ADN, qui modulent la production des hormones, entre le cerveau et les glandes endocrines.

Lorsque l'âge avance, ces synthèses sont moins performantes, car les glandes somatiques sont moins sensibles aux hormones cérébrales, lesquelles arrivent par ailleurs en quantités moindres ; le fait de bloquer les ADN déviants dans le cerveau et aussi, au sein de l'épithélium sécrétoire, permet de normaliser le couple effecteur d'hormone-cellule réceptrice.

Les 2 exemples ci-dessous nous ont aimablement été communiqués par un médecin, conseillant en routine les produits Beljanski depuis plus de quinze années.

Numération Formule sang	Date analyse	Hématies Millions/mm3	Hémoglobine	Hématocrite	Leucocytes Milliers/mm3	Neutrophiles %	Lymphocytes %	Monocytes %	Plaquettes X 1000
1ère chimio	23.04	3.91	11.8	34.6	10.8	53.7	41.7	1.8	311
du 10-15.04	30.04	3.59	11.0	31.5	05.3	16.2	70.4	9.9	234
	07.05	3.59	10.9	31.5	13.9	40.0	57.0	2.0	764
2è chimio	17.05	3.61	10.7	31.4	10.9	59.6	37.3	2	476
du 10-13.05	24.05	3.36	10.1	28.4	09.1	38.6	50.6	9.2	217
	28.05	3.28	10.1	29.4	06.7	17.0	75.0	2	260
3è chimio	07.06	3.67	11.7	34.1	08.9	54.0	40.9	2.6	624
du 1-4.06	14.06	3.22	10.4	29.9	06.1	28.3	63.8	6.4	192
	21.06	3.73	12.0	35.8	04.9	21.0	76.0	1	427
	25.06	4.07	13.0	39.0	08.0	37.0	61.0	0	657
4è chimio	05.07	4.07	13.0	39.0	08.0	37.0	61.0	0	617
du 28-30.06	12.07	3.94	12.9	38.4	07.7	55.6	40.8	2.1	415
	16.07	4.10	14.0	41.0	03.7	38.0	54.0	2	152
5è chimio	23.07	4.32	14.0	43.0	11.5	79.0	12.9	6.1	463
du 20-22.07	29.07	3.99	13.5	40.0	06.4	50.9	42.6	5	386
	05.08	4.40	15.5	45.0	03.1	23.0	68.0	6	091
	09.08	4.35	15.5	44.0	06.0	51.0	45.0	4	216
6è chimio	18.08	4.08	13	40	04.2	54.6	40.8	3	335
du 10-12.08	25.08	4.19	14	42	03.6	13.0	86.0	1	062
	01.09	4.28	14	43	06.5	40.0	55.0	4	356
	08.09	4.34	14	44	09.4	49.6	41.4	7	443
Après les	15.09	4.35	14	43	06.9	48.9	39.7	9	275
chimiothérapies	22.09	4.97	14	42	07.4	53.6	34.7	8.4	185

Commentaire

Malgré 6 séances de chimiothérapie intensive, les taux de globules rouges, de leucocytes et de plaquettes sont restés à un niveau quasi-normal ; grâce à cette immunité conservée voire améliorée, il existe un espoir raisonnable de voir perdurer dans le futur la rémission complète du cancer

Un cas de thyroïdite de Hashimoto

Susie R. est née en 1929 ; dès l'âge de 39 ans, elle souffre de graves crises de spasmophilie, la rendant totalement dépendante et angoissée. 20 ans plus tard, ses crises vont jusqu'à l'anorexie et la dépression.

Son médecin traitant, à la suite d'une analyse sanguine, détecte une thyroïdite de Hashimoto, avec une forte élévation des taux d'anticorps antithyroïdiens.

La seule thérapeutique proposée est alors la prise d'extraits thyroïdiens, lesquels ne parviennent pas chez Susie à équilibrer la glande en insuffisance fonctionnelle : la prise de poids, les troubles digestifs, la sensation d'avoir en permanence un corps glacé, la désespèrent.

Des essais de traitement à base d'enzymes et d'injections d'EAP calcique, l'ont un temps amélioré, mais son état a fini par empirer.

Il lui est conseillé alors de prendre en supplémentation 4 gélules d'extraits de Pao Beljanski par jour, ainsi que 4 gélules de Ginkgo et 1 dose de fragments d'ARN par semaine.

Au bout de 3 mois, l'ensemble des troubles dont souffrait Susie ont disparu : sa digestion est meilleure, les pigments de sa peau se normalisent, son état général est bon.

En octobre 96, elle doit interrompre sa cure du fait de l'arrêt de la fabrication des produits en Europe, et les signes de l'insuffisance thyroïdienne réapparaissent.

5 mois après, elle peut reprendre son protocole habituel et ses forces reviennent : elle n'a depuis pas cessé les cures de ces produits, qui optimisent une fonction thyroïdienne restée insuffisante, mais qui lui permettent désormais une vie normale.

Un exemple de troubles de la ménopause

Nicole M. est née en 1944. Elle travaille durement comme agricultrice depuis l'enfance. Elle connaît les premiers symptômes de la ménopause à l'âge de 56 ans, avec des bouffées de chaleur très dérangeantes, de l'insomnie intermittente, une prise de poids et des problèmes liés à la sécheresse des muqueuses vaginales.

Elle refuse le traitement hormonal substitutif (THS) proposé par son médecin, du fait des informations alarmantes au sujet de ce traitement, dont elle avait lu le rapport.

Elle reste donc sans traitement pendant 2 ans et commence alors à souffrir du dos et des os ; un examen tomodensitométrique révèle une ostéoporose à un stade avancé, en particulier sur la colonne vertébrale.

Il lui est alors seulement conseillé la prise de 2 gélules par jour d'extrait de Rauwolfia : les résultats sont immédiats et les bouffées de chaleur s'estompent ; par ailleurs les douleurs osseuses très pénibles diminuent nettement.

Cette simple supplémentation est poursuivie en cure sur 12 mois, suivie d'un arrêt de 3 à 6 mois. Durant cette phase d'arrêt, lorsque Nicole ressent à nouveau les symptômes osseux, elle reprend aussitôt ses 2 gélules par jour, et peut alors reprendre une vie normale.

N.B : L'alstonine est donc un bon régulateur naturel des troubles hormonaux rencontrés au moment de la ménopause ; une supplémentation en acides aminés (glycine, arginine et glutamine) précurseur de la somathormone, en silice et en iode, la prise de S-AMe et la compensation de leur acidose tissulaire par des bases (légumes, minéraux), pourraient améliorer encore l'état général de ces femmes ménopausées.

7e Partie
L'hologramme de santé

32 – Construire son hologramme de santé

Un *hologramme* pourrait être défini (voir Annexe) comme une photographie en relief, à plusieurs facettes, complémentaires et superposables, d'un sujet ou d'un objet.

Un hologramme est une mosaïque dont chaque facette est une vue globale d'un objet sous un angle particulier.

Lorsque l'objet holographié est la *santé* de chacun d'entre nous, on comprend que celle-ci ne se maintienne que par un ensemble de mesures diététiques, hygiéniques et de supplémentation, qui toutes vont dans le même sens : ***optimiser les fonctions cellulaires.***

On peut schématiser cet ensemble de mesures par un rectangle, qui les contiendrait toutes, et qui offre donc un résumé instantané de ce qui convient à chacun d'entre nous, pour une longévité optimale.

Si l'on réalise une holographie d'un programme de santé, toutes les parties de ce programme agissent en synergie avec toujours une part d'inconnu.

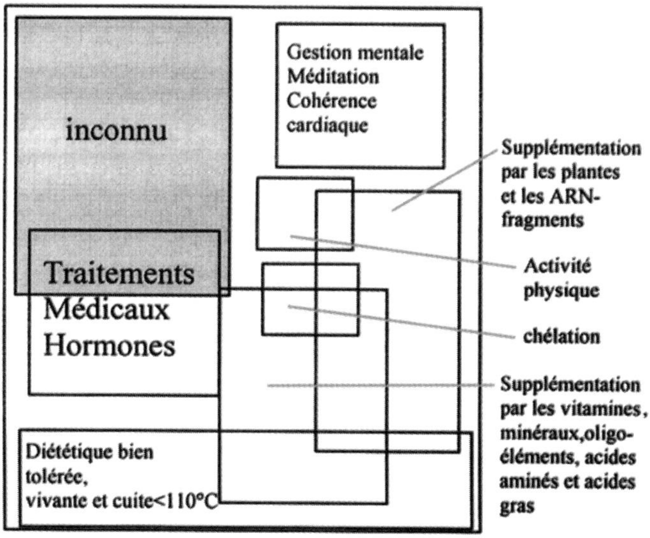

La thérapie cellulaire et/ou la physique apporteront peut-être plus tard des techniques de soins nouvelles,

Une partie de ce rectangle reste inconnue : elle correspond à *ce que nous ne savons pas encore* en matière de soins et de prévention, à ce qui nous permettra dans le futur de mieux nous soigner : ceci inclut en particulier à nos yeux ce que nous apporteront **la thérapie cellulaire par les cellules-souches** ou bien encore ***la bio-physique***, après avoir exploré l'ensemble de ce que peut nous donner d'ores et déjà *la biochimie*.

mais aujourd'hui la base de la santé reste une bonne diététique

La base de ce rectangle est une bonne macro-nutrition, car il est impensable d'ignorer ou de négliger ce qui entre tous les jours dans notre corps, si l'on souhaite construire une stratégie anti-âge valable : cet apport quotidien renouvelle intégralement la substance de nos cellules presque tous les 7 ans ! Notre aspect extérieur reste identique, mais la matière se renouvelle intégralement sur la base de ce que nous mangeons ...

doublée d'une supplémentation en vitamines, minéraux et oligo-éléments.

L'apport essentiel de la micronutrition par les vitamines, les minéraux, les oligo-éléments ou les acides gras, est figuré dans un autre rectangle, en partie superposé au premier, car les deux aspects sont très voisins.

Les extraits de plantes à action sur l'ADN, sont un raffinement supplémentaire,

De même, figurent sur cet hologramme les extraits naturels principalement issus de plantes, tels que décrits simplement dans ce livre, apportant des molécules très précisément étudiées par le Pr Mirko Beljanski, dont l'activité se situe sur l'ADN des cellules ou sur leur activité enzymatique, ou encore sur les populations de cellules-souches.

sans oublier la chélation des métaux lourds.

La chélation des métaux lourds, devenue presque une priorité dans notre monde moderne et pollué, a sa place au sein de ces mesures de prévention.

L'exercice physique, les techniques de méditation et/ou de gestion mentale, font partie d'une stratégie complète de mieux-être et de vitalité cellulaire.

L'exercice physique modéré

L'hologramme de santé comprend aussi une facette incluant les traitements médicaux, ce qui sous-entend aussi *la supplémentation hormonale*, car rares sont les personnes qui aujourd'hui ont dépassé la cinquantaine, voire plus, sans l'aide d'un ou de deux médicaments et/ou d'hormones pris régulièrement, tous produits qui soutiennent leur vitalité de chaque instant.

et les médicaments et/ou les hormones

complètent l'hologramme de santé.

Le fait d'avoir décrit le corps sur la base simple des 3 feuillets embryonnaires originels, eux-mêmes formant 4 fonctions principales, **va nous permettre d'aller à l'essentiel pour comprendre**, puis supplémenter nos cellules.

Un programme complet touche les 3 feuillets tissulaires et les 4 fonctions,

Le fait de savoir que le corps est lui-même un hologramme, dont les multiples facettes sont les cellules, nous permet de n'oublier, ni les mesures à prendre à l'échelle macroscopique, ni celles qui sont importantes à l'échelle microscopique.

il comprend des mesures à l'échelle du corps et de la cellule.

33 – Un programme individualisé

Concrètement, une personne qui a passé la quarantaine, confrontée à la fatigue, au stress ... et au temps qui passe ! constate que sa vitalité est en baisse. Dans un premier temps, cette personne cherche quelques petits moyens pour modifier cette perte de performance physique et/ou psychique.

La prise de conscience commence après 40 ans ...

Une ou deux vitamines

Quelques vitamines feront bien l'affaire et masqueront durant quelque temps, les vraies causes d'une fatigue chronique.

ne peuvent remplacer une véritable prise en charge

Si cette personne lit ce livre, avec si possible l'aide d'un professionnel de la Santé, elle pourra se construire un programme personnalisé. Un tel programme, ***s'il s'avère le plus complet possible et adapté à l'individu***, sera efficace...

qui sera complète et adaptée à l'individu.

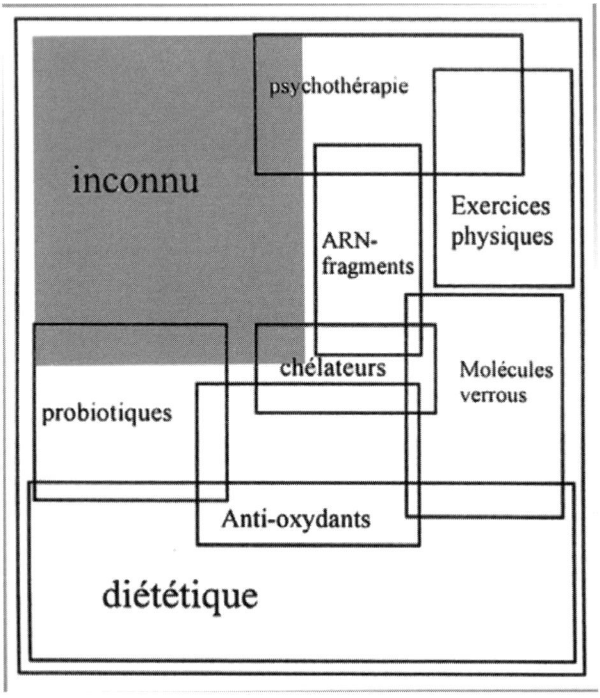

Chaque personne est unique

et doit adapter à elle-même un programme-hologramme conçu pour tous.

L'hologramme de santé d'une seule personne comprendra plusieurs facettes, dont l'importance est éminemment variable.

Le programme est bien sûr différent, si la personne souffre ou non de troubles digestifs chroniques, si elle a une activité physique régulière ou non, ou encore si elle présente des signes d'obésité ou à l'inverse de maigreur.

Le programme anti-âge est aussi différent en intensité, selon qu'il commence à 45 ou à 75 ans !

Démarrer la prévention le plus tôt possible,

Ainsi *plusieurs paramètres feront que chaque programme est unique pour une personne*, en fonction de l'importance accordée à chacune des facettes de l'hologramme : en résumé, ce programme unique est dicté par les antécédents de la personne et l'urgence à atteindre certains objectifs (poids, vitalité, état de la peau et/ou des muqueuses, équilibre hormonal).

se fixer des objectifs raisonnables (poids, vitalité, équilibre hormonal),

Il est aussi ordonné selon la capacité de la personne à le suivre complètement, *paramètre qui est le plus difficile à gérer* pour le médecin ou le biologiste-conseil.

un bon programme est celui que l'on suit aisément ...

34 – Programme anti-âge pour les cellules

Pour permettre une individualisation valable, il est bon de systématiquement se poser les bonnes questions, sur la base de la division du corps en 3 tissus fondamentaux et seulement 4 grandes fonctions – voir 1ère partie.

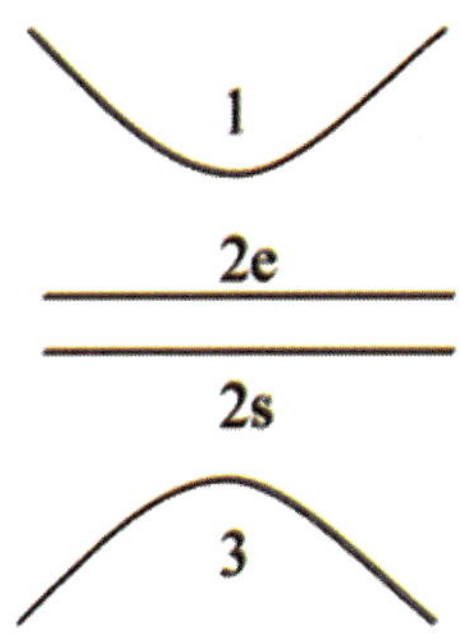

Nous l'avons vu, il existe des mesures valables à l'échelle cellulaire, et d'autres qui sont à mettre en place, en complément, à l'échelle du corps entier.

À l'échelle microscopique, la synthèse des moyens décrits au cours des chapitres précédents peut être présentée comme suit :

Il existe un ensemble de mesures générales

- **Nutrition indiquée pour chaque cellule, quel que soit le tissu concerné** ; il s'agit d'apporter :

de diététique et de supplémentation nutritionnelle

  – une eau pure, faiblement minéralisée, de pH plutôt acide (et de préférence non oxydée ! avec un potentiel d'oxydo-réduction moyen situé entre 23 et 25),

  – des protéines en quantité (0,8 à 1g/kg de poids idéal et par jour) et en qualité (conservation/cuisson),

valables pour tous les tissus

  – des sucres en quantités adaptées à l'effort de chaque jour, pas plus,

  – des acides gras oméga 3 et oméga 6, dans un rapport idéal de 1 à 5,

  – des vitamines naturelles ACEB3, des minéraux (magnésium, potassium), des oligo-éléments (zinc, sélénium, manganèse, bore), comme antioxydants de 1er degré,

et

des mesures plus spécifiques concernant chaque fonction.

et de veiller plus particulièrement à la présence de fer (en excès ou en défaut), et à l'apport suffisant de magnésium et de potassium.

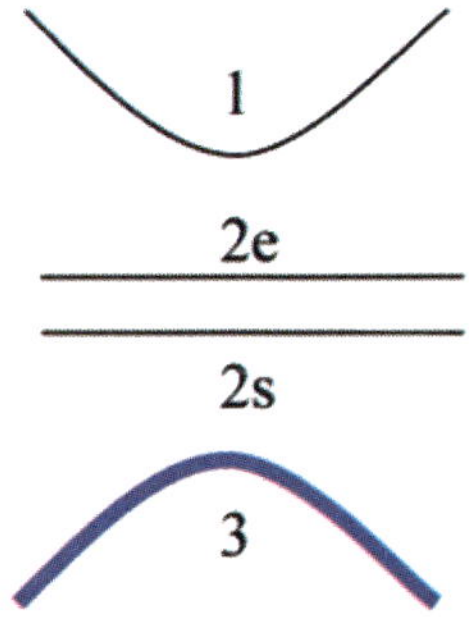

- Moyens supplémentaires spécifiques de la frontière muqueuse (*endoblaste*) :

  - Les tests d'intolérance alimentaire sur IgE/IgG sont à mettre en œuvre dès que des troubles intestinaux et/ou inflammatoires chroniques sont signalés (de même en cas d'obésité).

  - L'apport en probiotiques est un moyen de co-digestion et de réparation des muqueuses intestinales efficace. C'est aussi un facteur essentiel de la tolérance immunitaire locale.

  - La L-glutamine est le carburant du renouvellement permanent des cellules intestinales.

Probiotiques et test d'intolérance pour les frontières muqueuses

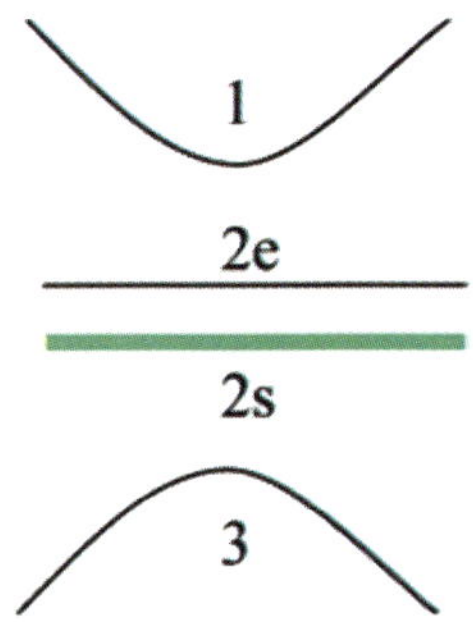

- Moyens supplémentaires spécifiques de l'immunité (*mésoblaste structure*)

  - Les *ARN-fragments* sont les stimulants les plus précis des cellules de l'immunité et en même temps, ils sont d'importants radioprotecteurs et des multiplicateurs des cellules-souches de la moelle osseuse, elles-mêmes capables de réparations sur tous les tissus.

ARN pour l'immunité

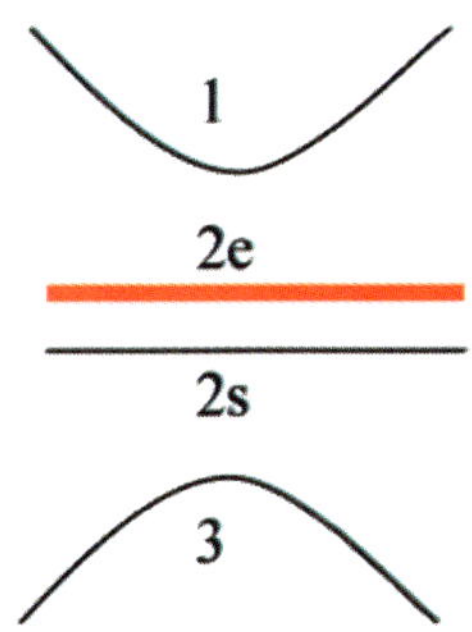

- Moyens supplémentaires spécifiques de la fabrication de l'énergie dans le corps et de la circulation des liquides (*mésoblaste circulation*) :

  - L'acétyl-L-carnitine, qui facilite le transport des acides gras dans les mitochondries.

– L'acide alpha-lipoïque, antiradicalaire puissant, régénérateur des anti-oxydants de 1er degré.

– La S-Adenosyl-Méthionine (SAMe), agent de détoxication et de reconstruction.

Antioxydants de 2ème degré, chélateurs et Ginkgo pour la production d'énergie.

– Les chélateurs naturels des métaux lourds (ail, coriandre, chlorella, selénium ...).

– Le *Ginkgo Biloba*, extrait des feuilles jaunes de l'arbre, pour son action anti-fibrosante.

Moyens supplémentaires, spécifiques de la mémoire, tant cellulaire que cérébrale (*ectoblaste*) à inclure dans la stratégie anti-âge :

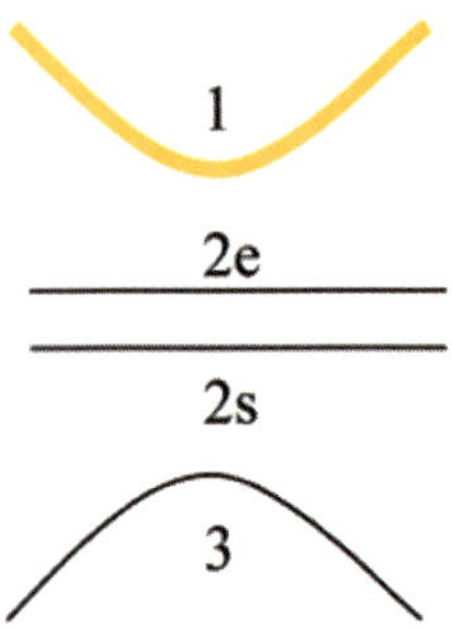

– le choix des hormones en carence, hormones stéroïdes (progestérone, testostérone, DHEA) ou bien hormones peptidiques (HGH, mélatonine, hormones thyroïdienne, thymiques) : un choix qui ne peut se faire qu'avec l'aide d'un thérapeute averti, car cette supplémentation n'est pas sans risque de déstabilisation des ADN des tissus-cibles,

Hormones, acides aminés précurseurs, nutriments spécifiques

– l'apport des acides aminés précurseurs de l'hormone de croissance et/ou des neuro-médiateurs,

et molécules-verrous

– l'apport de fractions particulières de lipides, comme la phosphatidyl-sérine, extraites de la lécithine,

pour le cerveau,

– la supplémentation et la protection par les *molécules-verrous* (alstonine et flavopéreirine), afin d'éliminer les cellules sur la voie de la dégénérescence et de la cancérisation.

et plus généralement pour les ADN des cellules.

35 – Programme anti-âge pour le corps entier

Le corps lui-même étant un hologramme, dont les multiples facettes sont chacune des cellules des tissus, les suppléments apportés à chacune des parties vont bien sûr renforcer l'ensemble de la structure.

Ce qui est apporté à la cellule va nourrir le corps entier.

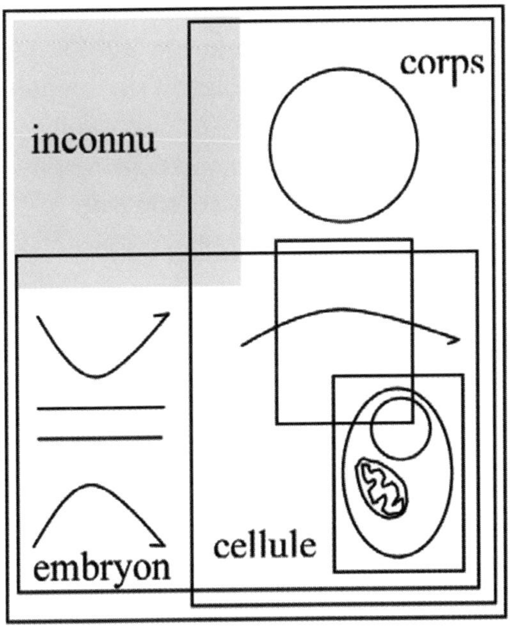

L'embryon est inclus dans le corps entier : il lui donne sa structure tripartite.

La cellule est incluse elle-même dans l'embryon et le corps : elle en représente la plus petite facette.

Au contraire, ce qui renforce le corps entier va fortifier les cellules :

Inversement, il existe des mesures simples et de bon sens, complémentaires des précédentes, qui sont valables pour tous à l'échelle du corps entier, et qui indirectement vont renforcer la vitalité des cellules :

une bonne diététique contenant beaucoup d'aliments-matières premières

- Une bonne diététique, à base d'aliments frais et vivants (matières premières), crues ou cuites à la vapeur, ainsi que nous l'avons décrite aux chapitres 3 et 4.

Un minimum d'exercice physique régulier,

- De l'exercice physique à dose modérée et répétée, si possible inclus dans la journée de travail pour économiser du temps d'une part, et rendre ces exercices incontournables, même et surtout pour les personnes stressées (marche à pied, vélo, gymnastique...).

voire des exercices de respiration profonde,

La pratique d'exercices respiratoires, associés aux mouvements du corps ou à ses postures, est une voie de bien-être, et même de thérapie (Yoga, Qi Gong, Tai Qi) : cette pratique demande toutefois de longues heures pour s'y consacrer pleinement. La pratique dite de « cohérence mentale », qui associe respiration et visualisation, relève de ce même souci de domestiquer les flux énergétiques qui parcourent le cerveau et le cœur.

une activité mentale et spirituelle.

- Une activité mentale et spirituelle (lecture, engagement bénévole, rencontres...) s'avère indispensable à tout être humain, à la fois pour enrichir sa propre expérience et sa propre mémoire, mais aussi pour rencontrer d'autres êtres humains et se « nourrir » littéralement de leur vécu.

L'Être humain complet a ainsi besoin d'aliments choisis, d'énergie et aussi de spiritualité, pour se nourrir complètement, pour vivre et traverser le temps avec le minimum de dommages.

L'Être humain a besoin de « nourrir » les 3 étages de son corps

Ces **3 aspects** du *programme de longévité* **sont importants ensemble** : la structure même du corps – en 3 parties sur le modèle embryonnaire – contient cette exigence.

pour être et rester équilibré.

Conclusion

Le but de ce livre sera atteint, si chacun a pris conscience qu'il existe des mesures simples à connaître et à mettre en œuvre, à l'échelle du corps ou de la cellule, pour assumer et profiter au mieux du temps qui passe.

Des mesures simples

Ces mesures détaillées dans les chapitres 1 à 6 et résumées toutes ensemble dans le chapitre 7, grâce au modèle de l'hologramme, sont interdépendantes et/ou synergiques.

présentées en quelques pages

Là est le point important.

Pour « lutter » contre le temps, il ne sert à rien de tricher avec son corps, et de lui imposer – au gré des modes – telle ou telle molécule, ou encore tel ou tel régime alimentaire, que l'on va suivre une courte période seulement.

synergiques les unes des autres :

Pour bien vivre tout simplement, il s'agit de se rappeler que notre corps peut être décrit en 4 secteurs et 4 fonctions, avec des exigences communes et spécifiques :

Protéger nos frontières,

Renforcer notre capacité à produire de l'énergie,

Protéger ses frontières, renforcer la structure de son corps, augmenter la capacité de celui-ci à produire de l'énergie, et enfin lui conserver ses capacités de mémoire et de coordination : voilà en une phrase, le programme anti-âge le plus complet ; car ces 4 grandes fonctions résument bien le corps tout entier !

Régénérer nos neurones…

Tout est là !

Être complet, c'est être efficace.

Cette complétude est la clé du succès.

Le modèle de l'holographie, qui donne une image en relief et à multiples facettes d'un objet, d'un sujet ou… d'un programme de santé, permet instantanément de percevoir cette nécessité d'être complet pour être précis.

Le modèle holographique propose par définition une vue globale du corps et donc une stratégie très complète pour le soigner.

Le problème est le même, qu'il s'agisse de prévention anti-âge ou bien du traitement de maladies dégénératives en cours d'installation : si le temps a déjà fait son œuvre, souvent de manière très accélérée dans le deuxième cas, il est logique de penser que la prévention sur un même terrain, doit se faire avec les mêmes armes, la même stratégie et les mêmes produits : seule la dose de ceux-ci et l'intensité du programme global diffèreront…

Ce livre met ainsi en avant, non plus un produit, mais ***une stratégie***, pourvu qu'elle concerne toutes ensemble les 4 grandes fonctions du corps : le fait qu'une stratégie de santé soit complète, la rend à nos yeux réellement scientifique.

Les différentes mesures de prévention-Santé sont complémentaires et indissociables, acides gras et anti-oxydants, hormones et molécules-verrous.

Ainsi, les acides gras polyinsaturés sont essentiels à la vitalité des cellules, mais ils doivent être conseillés en même temps qu'un examen du statut antioxydant de la personne, et le plus souvent, en même temps que la prise de produits antioxydants.

Si après 45-50 ans de vie, les hormones sont nécessaires, il est judicieux de les associer d'une part aux *molécules-verrous* pour protéger les ADN des cellules-cibles, et d'autre part aux moyens capables de protéger les mitochondries, qui participent elles-mêmes à la synthèse de nos propres hormones : la transformation à attendre n'en sera que plus durable.

Comment enfin envisager la réparation d'un tissu, la cicatrisation d'une microlésion tissulaire (anabolisme local), sans auparavant lutter contre toutes les sources d'inflammation chronique (catabolisme général), en particulier à point de départ intestinal ?

Une stratégie intestinale est toujours opportune,

Pour être efficace, il faut donc être complet : en étant complet, on redevient réellement biologique.

être complet, c'est être scientifique !

Dans ce vaste domaine de la biologie, de la prévention à la thérapie, le modèle holographique devrait devenir une véritable révolution épistémologique : **ériger en véritable science, voire en « principe actif », cette recherche systématique de la complétude est nouveau et nécessaire.**

Le vrai principe actif, c'est la stratégie, pas les remèdes.

Privilégier une stratégie complète adaptée à un individu, plutôt qu'un ou deux produits, permet de mettre en avant le travail du thérapeute et la réponse de son patient, dans une véritable politique de prévention de la santé.

Adaptée à un individu,

Un produit biologique, même très valable, ne peut en effet agir que *si les cellules qui le reçoivent fonctionnent bien, et respirent* de manière idéale ! que si l'acidité du cytoplasme est dans les normes, et que tous les catalyseurs sont là ! cette préparation du « terrain » est un préalable indispensable.

une bonne stratégie modifie durablement le terrain

Bien sûr, les produits sont des outils précieux, qui pour être acceptés par le corps, *doivent être au plus près du vivant*, c'est-à-dire véritablement biologiques : des vitamines aux hormones, en passant par certaines coenzymes, jusqu'aux extraits de plantes au mode d'action très précis – comme ceux nés de la recherche Beljanski – les exemples ne manquent pas,

où de bons produits peuvent désormais agir.

qui montrent que l'action de ces molécules est puissante, utile, souvent déterminante.

Mirko Beljanski a toujours eu l'idée de conseiller les produits de sa recherche

Mirko Beljanski, dont les travaux ont été cités à plusieurs reprises dans ce livre, avait lui-même le souci de s'entourer d'une équipe de médecins et de biologistes, capables de raisonner l'activité physiologique d'une substance à une autre échelle que celle du laboratoire ; il avait maintes fois observé, par exemple, que ses produits biologiques devaient être administrés en même temps que des catalyseurs comme le magnésium ou le zinc *in vivo*, sous peine d'être moins, sinon plus du tout efficaces !

en même temps que les nutriments capables de leur ouvrir les portes de la cellule.

Ainsi un alcaloïde, censé se placer au cœur de l'ADN déstabilisé, doit arriver à sa cible et ne pas auparavant être inhibé ou détruit en chemin : le pH du cytoplasme, la quantité de calcium intracellulaire, le potentiel de la membrane cellulaire, tout est important à régler pour obtenir une activité optimale du produit, là où il est attendu !

L'essentiel étant de rétablir une respiration cellulaire optimale.

Or beaucoup de ces paramètres (pH cytoplasmique, taux de calcium intracellulaire) sont conditionnés par une bonne respiration en aérobiose de la cellule, ce qui entraîne la production d' ATP et un ensemble de mouvements de molécules et/ou de minéraux, entre la cellule et son milieu extérieur ; lorsque le cycle de Krebs est partiellement inhibé, plus grand-chose ne se fait, et même les meilleurs produits seront en partie ou totalement inefficaces.

On peut affirmer ainsi que la Recherche menée par le Pr Mirko Beljanski, pourtant entre 1950 et 1998, appartient bien au XXIe siècle, car elle apparaît déjà visionnaire de par sa vision hologrammatique de tout phénomène biologique.

Mirko Beljanski aimait aussi à rappeler que la recherche en biologie et en médecine doit être appliquée, c'est-à-dire servir directement aux patients !

Une recherche visionnaire

appliquée :

Nous espérons donc que cet ouvrage contribuera à faire connaître ses travaux novateurs, et à en élargir encore le champ d'application.

4 produits qui s'inscrivent

Les 3 extraits de plantes qu'il a longuement étudiés, et tout autant les ARN-fragments, sont en effet capables d'intégrer un programme de Santé,complet et individualisé, lequel prime tout ;

au sein d'une stratégie construite

pour chacun :

Le patient, aidé par son thérapeute, doit redevenir dès lors le véritable maître d'œuvre et le véritable responsable et/ou créateur de son futur en matière de Santé.

Afin qu'il puisse profiter de son corps et du temps qui passe, dans les meilleures conditions possibles ...

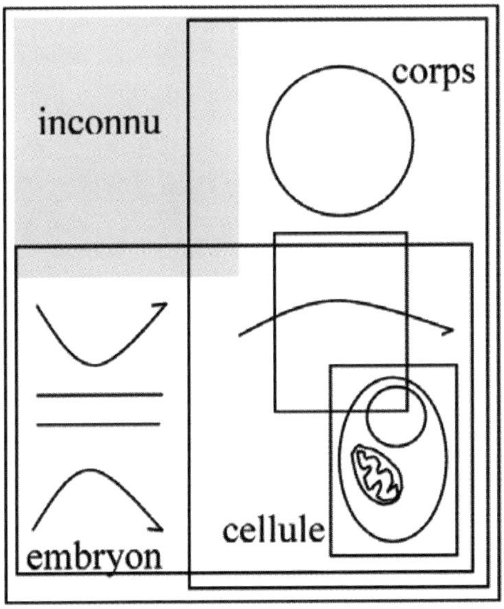

Hologramme de l'embryon, du corps adulte et de la cellule, sur la base de fonctions identiques.

Postface

Par Monique BELJANSKI

Je suis reconnaissante à Hervé Janecek pour ce remarquable ouvrage ; j'y retrouve la rigueur dans le raisonnement et la justesse dans l'expression qui font de lui un conférencier très écouté dans de nombreux colloques médicaux européens, auxquels j'ai moi-même participé.

Médecin vétérinaire, directeur d'un laboratoire de biologie, familier depuis de longues années des recherches menées par mon mari et moi-même, auxquelles il s'est initié avec beaucoup d'intelligence, il était le mieux placé pour porter à la connaissance du grand public ses observations sur l'apport de la « stratégie Beljanski » dans le but d'optimiser les fonctions du corps, lorsque le vieillissement s'accélère.

Dans ce domaine, dit de « l'anti-aging », les habituels conseils de ceux qui ont confisqué ce créneau très rémunérateur, se limitent la plupart du temps à des méthodes tendant à masquer les effets esthétiques du vieillissement... l'accès aux publications concernant les affections dégénératives dues à l'âge restant trop souvent le privilège des professionnels de la santé !

C'est le grand mérite d'Hervé Janecek de mettre ici en évidence, dans un langage très accessible, la convergence des causes à la fois physiologiques et environnementales de ces déficiences : chute de l'immunité, dérégulation du taux des protéines, croissance anarchique des cellules, etc.

Déficiences faisant le lit de pathologies souvent ultimes telles que maladies cardio-vasculaires, diabète, cancer, mais dont il démontre qu'elles peuvent être évitées, retardées ou jugulées, au bénéfice d'un troisième âge dynamique et prolongé.

La stratégie qu'il préconise se réfère aux plus récentes avancées en biologie moléculaire et en physiologie, et s'appuie sur les recherches de mon mari, tant à l'Institut Pasteur que dans notre laboratoire privé du CERBIOL, ainsi que sur l'utilisation des molécules novatrices que nous avons découvertes et qui font aujourd'hui avec succès, aux États-Unis, l'objet d'études cliniques officielles.

Paris, mars 2006

Bibliographie

Sites Internet à consulter en marge de la lecture du livre

http://www.beljanski.com : site consacré aux travaux de Mirko Beljanski, à leurs applications en biologie et en médecine. Référencement de ses 133 publications scientifiques.

http://www.natural-source.com : site de la société Natural Source International Ltd de New York – USA, fabriquant et distribuant les produits Beljanski™ pour le monde entier.

http://www.csif-cem.org : site consacré aux pollutions par les *Extrem Low Frequencies* (ELF).

http://www.nutranews.org : site proposant au grand public et aux professionnels, une lettre mensuelle sur la nutrithérapie.

http://www.sciencemag.org : site (en anglais) du magazine scientifique *Science.*

http://www.stemcellresearchnews.com : lettre de synthèse résumant l'actualité de la recherche à propos de cellules-souches.

http://www.wwf.fr : site d'information du Fonds Mondial pour la Nature en France, le WWF – section France.

Références bibliographiques (en français, anglais, allemand)

(1) BELJANSKI Mirko & MARCOWITH Christian, *Cancer : l'approche Beljanski,* Evy Liberty Corp NY-USA.

(2) BELJANSKI Mirko, *Deutsche Zeitschrift für Onkologie* 23,6 (1991), « Radioprotection of irradiated Mice_ Mechanisms and synergistic action of WR-2721 and RLB », p.155 à 159.

(3) BELJANSKI et coll. *Deutsche Zeitschrift für Onkologie* 23,2 (1991) « RNA fragments (RLB) and tolerance of cytostatic treatments in hematology », p. 33 à 35.

(4) BELJANSKI Mirko et Monique, *La santé confisquée,* 4è édition, Guy Trédaniel Éditeur, 2003, Paris.

(5) BELJANSKI Monique & NORDAU C. G.– *Beljanski, un novateur en Biomédecine – Beljanski, a pioneer in Biomedecine.* Ed Evy Liberty Corp. 2001, NY-USA.

(6) BELJANSKI Monique, *Mirko Beljanski ou la chronique d'une fatwa scientifique,* Guy Trédaniel Éd., 2003.

(7) BELJANSKI Monique, Le crépuscule des dogmes, janvier 2004, p.1 à 8 – Communication personnelle.

(8) BELJANSKI Monique, « Aging », Communication personnelle, 18.12.2003.

(9) BELJANSKI Monique, « Lettre ouverte à la presse », article paru en ligne sur le site www.beljanski.com – Août 2002.

(10) BERKALOFF et coll. *Biologie et Physiologie cellulaires,* t. 1 à 4, Hermann, Paris, 1977.

(11) BIOSANTÉ, *Recueil des conférences*, 2003, Edition ADEVI – Montpellier.

(12) BOREK Carmia Ph D, « Fish and N-3 fatty acids reduce risk of Alzheimer's disease », *Life Extension*, novembre 2003.

(13) CENACCHI B. et al., 1993, « Cognitive decline in the elderly : a double blind, placebo-controlled multicenter study on efficacy of phosphatidylserine administration », *Aging clini.Exp.Res.* 5 : 123-133.

(14) CLAVEL-CHAPELON Françoise et coll., 2003, « Breast cancer risk in relation to different types of hormone replacement therapy in the E 3N-EPIC cohort. » *Int Journal of cancer*.

(15) CHERVET Sophie Enquête sur un survivant illégal, l'affaire Gérard Weidlich, Guy Trédaniel Éd., 2002.

(16) D'ADAMO Peter, *4 groupes sanguins, 4 modes de vie,* 1ère édition, Michel Lafont, 1999, version française du livre *Eat right for your type* du même auteur, aux Editions Putnam de New York.

(17) FERREIRA FM et al., « Diabetes induces metabolic adaptations in rat liver mitochondria », *Biochim. Biophys. Acta*, 2003, oct. p. 113-120.

(18) FRIGUET Bernard, « Stress oxydatif, protéines et vieillissement » Conférence de la Journée de la longévité, Paris, 21.06.03.

(19) GAGE Fred, 2004, « Le cerveau en réparation », Ed. française de la revue *Pour la Science*, n° 317, mars 2004, p. 77-81.

(20) GARCIA Luis, DANOS Olivier, CNRS-Genethon Evry the exon skipping in *Science*, septembre 2004 cité par J.Y NAU *Le Monde* du 5.11.04 « Un espoir pour les myopathes ».

(21) GINDIN J. et al. 1995, The effect of plant phosphatidylsérine on age-associated memory impairment and mood in the fonctioning

elderly, Geriatric Institute for education and research, Kaplan Hospital Rehovot, Israel.

(22) INSTITUT EUROPÉEN DE MICRONUTRITION, La Micronutrition du cerveau, ouvrage collectif, 2004, IEDM Enseignement.

(23) INSTITUT EUROPEEN DE MICRONUTRITION, *Lettre d'information scientifique*, n° 2, 8, 19, Edition IEDM – Caen 2002/2003.

(24) JACOBS Howard T et all., *Nature* mai 2004, « Premature ageing in mice expressing defective mitochondrial DNA polymerase », p.417 à 423.

(25) JANECEK Hervé, « Médecine Traditionnelle Chinoise & Hologrammes : un nouveau modèle de physiologie », Conférence AFA Nantes 1997 et AMAC, Clermont-Ferrand, septembre 2004.

(26) LACROIX Bruno, « Favoriser sa propre hormone de croissance », *Nutranews,* octobre 2002, p. 1 à 6.

(27) LANCE Pierre, Savants maudits, chercheurs exclus, Guy Trédaniel Éditeur, 2003.

(28) LEE John R., Équilibre hormonal et progestérone naturelle, Ed. Sully, 1997.

(29) LEFEUVRE Pr, La qualité de l'eau distribuée en France Analyse critique – rapport présenté par le WWF le 17 mai 2000.

(30) MASSON Robert, Super régénération par les aliments miracles, Ed. Albin Michel, 1987.

(31) MASSON Robert, *Diététique de l'expérience*, Guy Trédaniel ŸEditeur, 2003.

(32) MOULINOUX Jean-Philippe – QUEMENER Véronique, Les polyamines, Ed. Flammarion, collection Médecine-Sciences.

(33) NICHOLSON Garth L., Lipid replacement as an adjunct to therapy for chronic fatigue,anti-aging and restoration of mitochondrial function, *Journal of the american nutraceutical association* Vol 6 n° 3, été 2003.

(34) NUTRANEWS, juillet/août 2001, compte-rendu du Congrès de Monte-Carlo les 23-24.06.01, « Prévenir les mécanismes du vieillissement », p. 1 à 10.

(35) NUTRANEWS, novembre 2001, « Le Traitement naturel de la dépression », Dr J. M. Robin, p.1 à 5.

(36) NUTRANEWS, septembre 2002, « Acétyl-L-carnitine et Acide alpha-lipoïque », p. 1 à 6.

(37) NUTRANEWS, décembre 2002, « L'acide R lipoïque », p. 12 à 14.

(38) NUTRANEWS, mars 2003, Entretien avec le Pr Castronovo de l'Université de Liège : « la Médecine mitochondriale. » p.6 à 8.

(39) NUTRANEWS, octobre 2003, « Chasser la fatigue », p. 2 à 7.

(40) NUTRANEWS, février 2004, « Approche naturelle du TDAH » par LACROIX Bruno.

(41) NUTRANEWS, juin 2004, « Débat sur la DHEA : entretien avec le Dr Stephan Cherniske », auteur de *The DHEA breaktrough*, Ed Random House, 1996, p. 18 à 23.

(42) NUTRANEWS, juillet 2004, « Entretien avec le Dr Corinne SKORUPKA », p. 2 à 7.

(43) NUTRANEWS, octobre 2004, « Combattre la dépression par des suppléments nutritionnels naturels », p. 12 à 18.

(44) OLIGOTHÉRAPIE « Le stress oxydatif : son implication en pathologie » Lettre d'information médicale des laboratoires des granions, 2002.

(45) PESIC Milan C. DM, *Thymus, Zentrale der Immunität*, Ed Karl F. Haug Verlag, Heidelberg, 2è ed. 1987.

(46) PETITJEAN Gérard, « Quand la chimie nous rend malades » Notre Epoque *Le nouvel Observateur* n° 2082 semaine du 20.09.04.

(47) PILEJE, *La Gazette* n°1 / 2003. Les intolérances aux aliments et aux souches de la flore intestinale.

(48) PRIBRAM K.H. 1971, *Languages of the brain*, Prentice-Hall, inc, Englewood cliffs, New Jersey.

(49) QUINTON René, *L'eau de mer, milieu organique*, Ed. 1904 http://www.quinton.fr.

(50) ROMBI Max, *Acides gras oméga 3 et anti-oxydants : de la fluidité des membranes cellulaires à la thérapeutique de l'avenir,* Editions Romart, 1995.

(51) RUEFF Dominique, *La bible des vitamines et des suppléments nutritionnels*, Ed. Albin Michel, 2004.

(52) SCHMITZ Thierry, La Méthylation, dans *Pratiques de santé* n° 3, janvier 2004, Ed Santé Port-Royal. http://www.soignez-vous.com.

(53) SCIENCE & VIE, juin 2004, Dossier : « Cancer les vraies raisons d'une épidémie », CHAMBON Philippe et BEUZARD Marie, p. 46 à 69.

(54) SCIENCE & VIE, mars 2004, numéro hors série, « Le corps humain et son histoire. »

(55) SEIGNALET Jean, L'Alimentation ou la 3è Médecine, 5è édition, Ed. François Xavier de Guibert, janvier 2004.

(56) SERVAN-SCHREIBER David, *Guérir*, Collection réponses, Édition Robert Laffont, 2003.

(57) SOUCCAR Thierry et CURTAY Jean-Marie, *Le Programme de Longue Vie*, Éditions Le Seuil, 1999.

(58) SOUCCAR Thierry & ROBARD Isabelle, *Santé, mensonges, et propagande*, Edition le Seuil, 2004.

(59) SOUETRE E. et al., 5-methoxypsoralen as a specific stimulating agent of melatonin secretion in humans, *J clin Endocrin & Metabol.* 1990 ; 71,3, 670-674.

(60) SOUTH James, *Aging and Immunity*, http://www.smart-drug.net.

(61) STEMCELLRESEARCH NEWS, 21 novembre 2003. Vol 5, n°22 Drug Stimulates stemcells that help heal hearts / Bone marrow cells restore failing hearts, p. 1 à 3.

(62) WARD Dean, « Le rôle des métaux lourds dans les maladies et le vieillissement », *NUTRANEWS*, juillet 2003, p.2 à 4.

(63) WEIL Jean-Claude et RADMAN Miroslav, How good is your genome ? The Royal Society, 10.2003.

(64) WEST Michael D, Ph.D. Back to immortality, *Life extension* novembre 2003, p. 63 à 70.

(65) WWF, Bilan Detox du wwf : enquête de détection par des dosages sanguins, de 101 pesticides différents, ayant concerné 47 volontaires, dont 40 membres du parlement européen www.wwf.fr/pdf/rapport.

Index

des noms cités et marqués d'un astérisque*

l'index est présenté par ordre alphabétique

ADN : acide désoxyribonucléique, longue molécule présente dans le noyau de la cellule ou dans une mitochondrie, et support de la mémoire de l'espèce.

aérobie : qui se réalise en présence d'oxygène.

alcaloïde : famille chimique de molécules trouvées en abondance dans les plantes, et responsables de certaines de leurs propriétés.

amorçeur : segment de molécule (ARN) capable d'initier la division de la cellule en se fixant sur un ADN.

anaérobie : qui se réalise en dehors de la présence d'oxygène.

anti-âge : produit ou stratégie dont le but est de limiter les dommages liés à l'usure des cellules, des tissus et des organes.

antigène : protéine-marqueur spécifique d'un virus, d'une bactérie et/ou d'une cellule.

apoptose : mort cellulaire programmée.

ARN : acide ribonucléique, fabriqué par l'ADN (messager) dans le noyau, présent aussi dans le cytoplasme (ARN ribosomial) et/ou aussi capable d'influencer l'ADN dans sa duplication (ARN amorçeur).

ARN-fragment : section partielle d'un ARN, capable d'une action aussi importante que l'amorçage de la division des cellules souches de la moelle osseuse.

ATP : adénosine triphosphate, molécule issue du cycle de respiration aérobie et source d'énergie pour tous les mouvements de molécules et de minéraux à l'échelle cellulaire.

auto-immunité : un antigène externe (bactérie, virus, aliment) après son passage dans le sang, génère une réaction immunitaire contre lui et en même temps contre des cellules du corps possédant une certaine parenté de structure avec cet antigène.

autoréparation : capacité que possède un tissu à déclencher pour lui-même un processus de cicatrisation.

base : corps chimique, qui apporte des ions OH-, ce qui élève le pH d'une solution.

benzopyrène : molécule cancérogène, générée par une cuisson excessive des aliments.

boîte de Pétri : boîte en plastique plate utilisée au laboratoire pour la culture des cellules ou des micro-organismes, au sein d'un milieu nutritif approprié.

cameline : plante cultivée en France et en Europe, de la famille des crucifères, dont l'extrait lipidique est très riche (30 %) en acides gras polyinsaturés de la famille des oméga 3.

cancérogène : substance capable d'induire à la longue la naissance d'un cancer.

cancérogenèse : processus par lequel une lésion cancéreuse est induite sur un tissus et/ou un organe.

catabolisé : se dit d'une substance transformée par le processus de dégradation qu'est le catabolisme.

cellule-souche : cellule-origine d'une lignée tissulaire, comme les cellules-souches de la moelle osseuse, à l'origine des cellules du sang ; dans un embryon âgé de quelques jours, les cellules composant les

3 feuillets fondamentaux sont appelées cellules-souches embryonnaires, car elles sont totipotentes et elles vont générer l'ensemble de tous les tissus différenciés.

chélation : opération qui consiste à fixer et à emprisonner un corps chimique en vue de son élimination (métaux lourds).

cis : forme isomérique d'un acide gras, dans lequel ses doubles liaisons ont conservé une angulation : c'est la forme active, fluide, biologiquement disponible et assimilable de l'acide gras.

CNRS : Centre National de la Recherche Scientifique (France).

combustion : opération biochimique qui aboutit à la destruction d'une molécule par la voie d'un processus oxydatif.

cyclophosphamide : molécule de chimiothérapie anticancéreuse, à action directe sur l'ADN.

cytoplasme : espace situé entre les membranes de la cellule à l'extérieur et celle du noyau à l'intérieur.

déstabilisation : phénomène que connaît une molécule d'ADN lorsqu'elle est agressée et qui se traduit par l'ouverture partielle en plusieurs endroits de sa double chaîne de nucléotides.

DHA : decosahexanoïque acide, un acide gras longue chaîne, trouvé en abondance dans les huiles de la chair de poisson.

différenciation : processus de spécialisation d'une cellule, à partir d'une cellule-souche précurseur.

dolomie : sédiment marin, riche en calcium, magnésium et de nombreux oligo-éléments, le plus souvent sous forme organique.

dopamine : neuromédiateur fabriqué par le cerveau, dont le défaut permanent entraîne les signes de la maladie de Parkinson.

ectoblaste : première couche de cellules-souches embryonnaires, qui va produire par la suite du développement de l'embryon toutes les cellules du système nerveux central et périphérique.

EDTA (ethylène diamine tétracétate) **:** molécule utilisée pour la chélation du mercure dans les tissus, administrée par voie injectable et/ou orale.

électrolyte : corps chimique chargé, porteur de charge(s) électrique(s) positive(s) et/ou négative(s).

ELF : *extrem low frequencies* ou ondes électromagnétiques d'extrêmes basses fréquences.

EM : électro-magnétique.

émonctoire : organe (rein,foie) ou tissu (muqueuse intestinale) dont la fonction est l'élimination des déchets du corps.

encrassage : processus d'encombrement graduel d'une cellule par des molécules inertes non assimilables ou bien par des déchets incomplètement dégradés;

endoblaste : seconde couche de cellules-souches produites par l'ectoblaste, et à l'origine de toutes les cellules des muqueuses, quel qu'en soit le territoire, ainsi que de nombreuses glandes exocrines (pancréas) ou endocrines (thyroïde, thymus).

énergie : moteur de toutes les opérations biochimiques et biophysiques dans le corps, sous la forme d'électricité, de magnétisme, de chaleur ou encore de liaisons chimiques au sein de molécules comme l' adénosine triphosphate.

enzyme : protéine nécessaire au complet achèvement d'une réaction biochimique dans une cellule.

EPA : EcosaPentanoïque Acide*, acide gras polyinsaturé à longue chaîne de la famille des oméga 3, présent dans la chair des poissons.

Épithélium : rangée de cellules muqueuses, délimitant la frontière entre 2 milieux, capables de sécréter du mucus (épithélium intestinal) voire des hormones (épithélium thyroïdien).

ferritine : protéine porteuse d'un atome de fer, et libérée en masse lorsqu'un tissu est détruit.

gamète : cellule germinale mâle ou femelle, c'est-à-dire spermatozoïde ou ovule.

gène : segment particulier de la molécule d'ADN, responsable d'une fonction précise dans la cellule (fabrication d'une enzyme, d'un pigment…).

germinal : qui recèle en elle– ou en lui– le germe d'un développement futur ; les cellules germinales sont les cellules origines de l'ovule et/ou du spermatozoïde.

gliadine : famille de protéines contenues dans le grain de blé et de nombreuses autres céréales, dont la quantité et la diversité ont été multipliées par 7 entre le blé de 1920 et celui de l'an 2000, ce qui peut provoquer aujourd'hui de nombreuses intolérances pour les consommateurs.

glutathion : composé biochimique, fabriqué à partir de la L-glutamine et partie de l'enzyme indispensable à la respiration cellulaire aérobie, la Glutathion péroxydase (GP).

glycation : interaction d'une protéine, d'un sucre et de l'oxygène, à l'origine des AGE (*advanced glycated end products*), facteurs de vieillissement importants de tous les tissus : la carnosine permet de lutter contre ces molécules glyquées.

Golgi : ensemble de saccules présents dans le cytoplasme de la cellule, dérivés du réticulum endoplasmique, dont la fonction est la digestion et l'excrétion de nombreux métabolites.

hippocampe : partie du cerveau (l'archipallium) indispensable aux phénomènes d'apprentissage et de mémoire ; un lieu de genèse de cellules-souches cérébrales.

histone : protéine support, servant de matrice à la molécule d'ADN.

hologramme (voir aussi annexe) : image d'interférence lumineuse entre une longueur d'onde de référence de type laser et les ondes renvoyées par un objet éclairé par la même source lumineuse.

IGF1 : *insuline growth factor 1*, facteur de croissance délivré par le foie, et principal témoin de l'activité de l'hormone de croissance (*Human Growth Hormon* ou HGH).

Immunoglobuline : protéine de haut poids moléculaire, support de l'immunité à médiation humorale ; elles sont classées en plusieurs catégories : immunoglobulines A,E,G,M.

insaturé : se dit d'une liaison biochimique double ou triple, capable de fixer un ou plusieurs atome(s) d'hydrogène.

insuline : hormone anabolisante, fabriquée par les îlots cellulaires du pancréas.

intègre : entier et sans défaut.

intolérance : incapacité pour l'organisme à dégrader complètement par voie enzymatique un aliment et/ou une molécule ; les produits de cette dégradation incomplète sont le plus souvent générateurs d'inflammation, en particulier sur l'intestin.

intoxination : imprégnation d'un tissu ou d'un corps tout entier par des toxines, provenant soit d'une bactérie, soit d'un métabolisme tissulaire perturbé.

in vitro : phénomène déclenché ou créé au laboratoire, dans un tube à essai ou dans une boîte de Pétri.

in vivo : phénomène déclenché ou créé dans un corps vivant, végétal, animal ou humain.

ion : atome chargé négativement ou positivement.

Krebs : nom du premier descripteur du cycle d'utilisation optimale de l'oxygène dans la cellule.

lectine : protéine portée par un aliment, et pouvant se lier à des récepteurs de la membrane des cellules muqueuses de l'intestin ou d'autres tissus, ce qui peut entraîner une réaction inflammatoire et/ou d'agglutination forte de l'organisme ; les lectines alimentaires sont pour partie actives en fonction du groupe sanguin ABO du consommateur.

lymphoïde : cellule ou tissu dérivé du tissu conjonctif, en charge de la fonction immunitaire.

lysosome : vésicule présente dans le cytoplasme de la cellule, capable d'absorber un corps étranger (molécule, bactérie, virus...) et de le digérer par voie enzymatique : dérive du réticulum endoplasmique.

médiateur : molécule effectrice d'un tissu, dont la fixation sur un récepteur entraîne une action physiologique (par ex. un neuromédiateur comme la noradrénaline, ou bien une hormone comme la thyroxine).

mésenchyme : lignée tissulaire dérivée du mésoblaste embryonnaire, à l'origine du tissu conjonctif, qui assure la trame de tous les tissus et organes.

mésoblaste : 3e feuillet embryonnaire dans l'ordre d'apparition, qui s'organise autour de la chorde et formera en particulier, le tissu conjonctif, le sang, les vaisseaux, les os et les muscles.

méthylation : opération de fixation biochimique d'un radical méthyle (-CH3), utile soit pour neutraliser un poison (détoxication hépatique), soit pour construire de nouvelles molécules (anabolisme).

mitochondrie : organite présent à l'intérieur du cytoplasme et lieu de la respiration aérobie, au cours de laquelle une molécule de glucose est dégradée par l'oxygène, en eau et en adénosine triphosphate.

multipotent : se dit d'une cellule-souche, capable de se changer en divers types cellulaires et d'assurer donc à terme des fonctions très différentes.

mutagenèse : apparition d'une mutation, c'est-à-dire d'un changement dans l'ordre des bases qui composent l'ADN ou bien d'une cassure de celui-ci.

nucléotide : unité de base de la chaîne d'ADN ou d'ARN.

nutrithérapie : stratégie thérapeutique à moyen et à long terme, qui vise à rétablir progressivement le fonctionnement normal du corps, par le choix des aliments d'une part, et aussi par la supplémentation en micro-nutriments (vitamines, minéraux, oligo-éléments, acides aminés…).

oncotest : test mis en œuvre en culture cellulaire, inventé par Mirko Beljanski, qui permet de détecter le potentiel cancérogène d'une substance, et aussi de découvrir une ou des molécules spécifiquement anticancéreuses.

organite : petit organe ou structure présente dans le cytoplasme de toute cellule.

oxyde nitrique : médiateur très répandu dans tous les tissus, fabriqué par le corps à partir d'un acide aminé, l'arginine, et dont les propriétés sont en particulier la régulation du tonus vasculaire, du tonus musculaire lisse et une action anti-inflammatoire.

peroxydation : formation de peroxydes à partir d'une molécule (protéine, acide gras, sucre), par fixation d'un atome d'oxygène sur une double liaison biochimique instable.

péroxysome : organite présent dans le cytoplasme cellulaire, renfermant des enzymes spécifiques, réalisant l'oxydation de molécules, mais aussi la neutralisation de dérivés péroxydés (H202).

pH : cologarithme de la concentration en ions H+ d'une solution ou d'un milieu, étalonné entre les valeurs 0 et 14 ; le sang a un pH moyen idéal de 7,2 ; au-dessous de 7, une solution est acide, au-dessus, elle est basique.

phospholipides : union d'une protéine et d'un acide gras, que l'on retrouve en abondance dans toutes les membranes cellulaires.

plasma de Quinton : préparation née des travaux du biologiste René Quinton, qui est constituée d'eau de mer, dont la salinité a été ramenée à celle du plasma sanguin.

plasticité : capacité que possède un tissu ou une cellule à changer de forme.

polarisé : se dit d'une membrane cellulaire, chargée électriquement de manière différente entre l'intérieur et l'extérieur (excès de charge externe, d'où une différence de potentiel entre l'extérieur et l'intérieur).

polyamines : polypeptide, né de la dégradation de protéines de grande taille sous l'action de diverses enzymes ; les polyamines sont utiles en petit nombre pour stimuler la multiplication et la maturation des tissus normaux ; elles sont nocives, lorsqu'en quantités importantes, elles paralysent l'immunité cellulaire et favorisent la croissance cancéreuse.

prébiotiques : fibres solubles qui sont les nutriments préférentiel des bactéries probiotiques, comme le *Bifidum*.

prion : protéine anormale, capable de se faire répliquer à l'identique et en grandes quantités par une cellule, jusqu'à l'envahir et provoquer sa mort par asphyxie ; le prion se comporte comme un élément infectieux et se transmet d'un sujet à l'autre, et même assez souvent entre 2 sujets d'espèces différentes.

probiotiques : dénomination qui décrit un ensemble de souches bactériennes.

protéasome : ensemble de vésicules du cytoplasme de la cellule, formées par le réticulum, et dans lesquelles sont « digérées » par voie enzymatique, les protéines oxydées qui ne servent plus.

provirus : virus débarassé de son enveloppe protéique et qui s'inscrit dans l'ADN d'une cellule, afin de l'obliger à fabriquer des copies du virus original.

Qi Gong : signifie littéralement « travail de l'énergie » ; ensemble formé par une gestuelle et de nombreuses techniques de respiration, dans un but de prévention-santé et/ou de thérapeutique.

radicaux libres : radicaux chimiques instables nés de la respiration aérobie dans les mitochondries et normalement neutralisés par des enzymes comme la SOD ou la GP.

récepteur : site placé sur un ADN ou une membrane : le plus souvent il s'agit d'une protéine, qui est capable de se lier spécifiquement à une hormone ou à un médiateur, pour activer ensuite une chaîne de réactions internes, typiques de l'effecteur.

réduction : apport d'électrons – la plus petite particule chargée négativement – à un support, atome ou molécule, opération indispensable à toute (re-)construction moléculaire, puis cellulaire.

résidu sec : c'est le contenu en minéraux d'une eau, dosé après évaporation par chauffage à 180 °C.

réticulum endoplasmique : réseau de cavités cytoplasmiques aplaties, bordées par une membrane et lieux de la synthèse des protéines, via l'ARNt contenu dans les ribosomes. Le réticulum est soit *granulaire* ou *rugueux*, quand il porte à sa surface des ribosomes ; il est dit *lisse*, lorsque les ribosomes sont absents.

ribonucléase : enzyme capable de sectionner un ARN à des endroits précis, ce qui permet à la cellule de disposer d'ARN amorçeurs, pour de nouvelles multiplications ; en cas de cancer, ce processus est à freiner de toute urgence.

ribosome : organite de base de la synthèse des protéines ; riche en ARNt (de transfert), organisé en une suite (polysome) regroupée et fixée sur la membrane externe du réticulum granuleux, il permet la lecture de l'ARN messager en provenance du noyau, pour une transcription en protéines.

saturé : un acide gras saturé est une molécule d'acide gras qui ne comporte pas de liaisons doubles.

sérotonine : médiateur fabriqué dans le cerveau et dans l'intestin à partir d'un acide aminé, le tryptophane.

SNC ou Système Nerveux Central : désigne le cerveau dans son ensemble, par rapport au système nerveux périphérique, la moelle épinière et les nerfs.

somathormone : ou hormone de croissance (GH) hormone fabriquée par l'anté-hypophyse, responsable de la croissance de l'enfant, de l'entretien du tonus et de la masse corporelle, et indirectement de l'activation d'autres hormones, comme l'insuline.

stérolique : se dit d'un noyau moléculaire, dont la structure est identique à celle que l'on rencontre au sein de la famille des stérols.

supplémentation : apport de micronutriments et/ou d'hormones, en supplément d'une alimentation jugée insuffisante et en présence de dosages hormonaux, nécessitant une correction.

synapse : jonction entre 2 neurones, favorisée par les astrocytes ; un neuro-médiateur permet le passage de l'influx nerveux entre 1 neurone et son suivant.

tai chi chuan : art martial chinois, qui s'exprime par une gestuelle de mouvements lents et de techniques respiratoires, permettant une circulation de l'Energie optimale dans le corps.

téralène : molécule de cuisson toxique, qui apparaît en particulier lors de banales fritures.

totipotent : se dit d'une cellule-souche, capable de se changer en tous les types cellulaires présents dans un organisme et d'assurer à terme toutes les fonctions.

trans : isomère rigide d'un acide gras, qui n'a plus les propriétés de fluidité et d'assimilabilité de la forme *cis*.

tubule : protéines allongées, assurant la trame générale du cytoplasme cellulaire.

wi-fi (wireless fidelity) : connexion internet sans fil, qui ne nécessite aucun branchement à une prise fixe, et qui utilise donc un réseau d'ondes électromagnétiques, relayées par des bornes émettrices et réceptrices, placées aujourd'hui dans toutes les grandes villes du monde, demain partout, de façon à atteindre chaque citoyen, utilisateur potentiel d'un ordinateur personnel.

Annexe

Holographie et Hologrammes

Les mots *holistique* et *holographique* sont à la mode : ils ont envahi les journaux et de nombreux livres récents.

L'holographie, c'est tout d'abord une technique d'enregistrement de données sur un support, comme le sont la photographie ou l'informatique, mais c'est aussi un modèle que l'on peut transposer au figuré, pour mieux comprendre un problème quel qu'il soit, que ce soit du domaine de la médecine, de la biologie, ou encore que cela concerne la philosophie ou la spiritualité.

En biologie, le défenseur le plus célèbre du modèle holographique est encore K.H. Pribram (48) et ce depuis... 1974, soit déjà 30 années ! Ce professeur de neurophysiologie a en effet le premier émis l'hypothèse que le cerveau fonctionnait sur le modèle holographique, que les images de la mémoire étaient en fait des images holographiques virtuelles, reconstituées naturellement et en permanence, par les différents sites concernés du cortex.

Comment cela est-il concevable, et que signifie donc le mot *hologramme* dans la vie de tous les jours ?

Par définition, un hologramme est une image en relief d'un objet, obtenue par interférence entre un rayon laser de référence et les rayons réfléchis de cette même source laser sur l'objet holographié ; l'impression de l'image se réalise sur une plaque fabriquée dans une résine épaisse.

Réalisation d'un hologramme

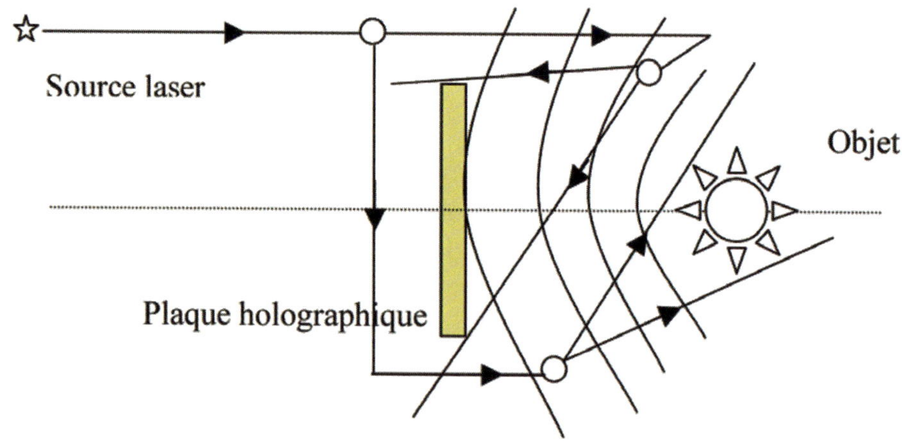

Une fois l'hologramme enregistré sur la plaque holographique, il suffit d'éclairer cette plaque avec la lumière laser utilisée lors de l'enregistrement pour visualiser, en relief, l'image de l'objet.

Restitution d'un hologramme

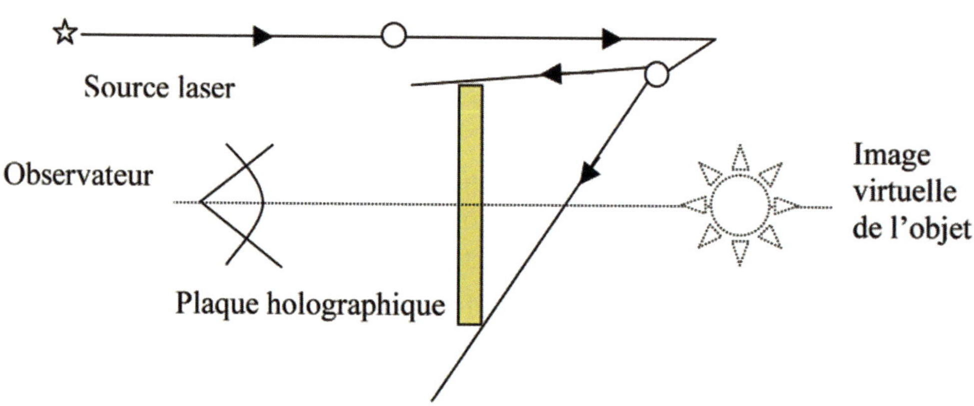

Selon la position de l'observateur et de la source de lumière par rapport à la plaque, lors de la restitution, l'image apparaît en relief au devant ou bien derrière la plaque éclairée : elle est décrite comme réelle ou bien virtuelle.

Un hologramme a deux propriétés importantes :

- On peut enregistrer sur une même plaque plusieurs images superposées, mais à chaque fois avec une lumière laser de référence différente.

- Si l'on brise en 5 ou 10 morceaux, une plaque holographique ayant enregistré un objet, on obtient 5 ou 10 images complètes de l'objet, plus ou moins déformées et approchées, mais complètes.

La somme de toutes ces images approchées, vues sous un certain angle de l'objet, donne *l'image en relief* la plus juste, la plus précise et la plus globale de l'objet.

Chaque partie toutefois reste représentative de l'ensemble.

Depuis son invention par le professeur britannique Denis Gabor en 1960, qui reçut à l'époque le prix Nobel pour ses travaux, la technique de l'holographie a trouvé de multiples applications.

Tout d'abord dans le monde de l'industrie, cette technique permet de représenter le plus exactement possible un objet en relief, ce qui permet par exemple aux professionnels de prévoir des sections, des coupes au centième de millimètre près, d'un objet à usiner.

Dans le domaine de la biologie, les chercheurs en neurophysiologie, à la suite de K.H. Pribram, ont utilisé ce modèle de l'hologramme pour expliquer la reconstitution des images par le cerveau, lors du processus de mémorisation.

En effet, l'analogie est possible entre une image enregistrée sur une plaque et une somme d'images enregistrées sur le cortex, qui joue alors le rôle de plaque vivante et fluctuante, en perpétuel remaniement ; les synapses, c'est-à-dire les membranes-jonctions entre neurones, étant vraisemblablement le lieu d'enregistrement du film holographique de notre vie. Le cortex peut ainsi enregistrer, en les superposant au même endroit, une infinité de photos ou de films tout au long d'une existence, qui seront restituées, en fonction d'éclairages particuliers, lors de circonstances précises (analogues aux lumières lasers utilisées lors de la réalisation d'un hologramme).

Chaque image ou chaque film reconstitué est en fait une addition de plusieurs informations disséminées en plusieurs lieux géographiques du cortex (droit, gauche, devant, derrière, latéral, etc.) : la mémoire globale la plus juste procède alors de la superposition de toutes ces données.

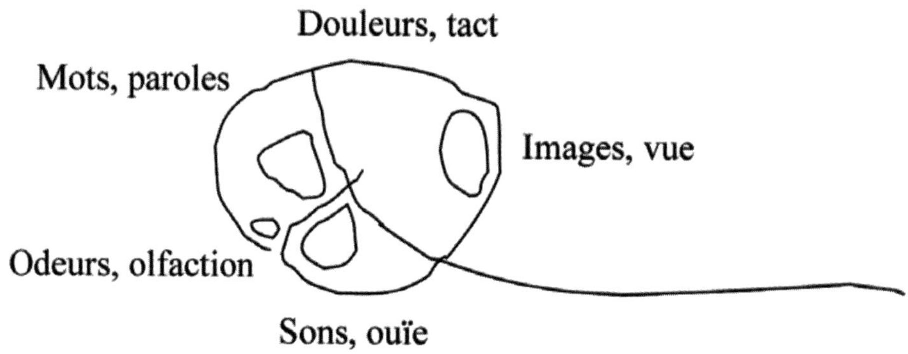

L'image mentale reconstituée est vraiment *virtuelle*, car elle n'existe nulle part ailleurs qu'à la confluence de toutes les zones corticales : elle naît grâce à un stimulus, comme une lumière, un son ou une image, par lequel on accède à un tableau plus vaste déjà connu : c'est le souvenir qui émerge alors.

Par exemple, vous regardez une photographie de votre grand-mère ; puis vous vous souvenez de la fête au cours de laquelle a été prise cette photo. Votre oncle et vos trois neveux étaient présents et ont fait beaucoup de bruit ; cela avait provoqué votre colère ! votre mère avait confectionné un gigantesque gâteau, dont l'odeur et le goût sont encore présents en vous. Un orchestre avait joué une musique délicieuse qu'un ami avait pu vous enregistrer à l'époque.

Cette odeur, cette musique, ces images, ces émotions associées, tout cela fait partie du même tableau, unique et cohérent : pour le reconstituer, vous devez faire appel à des informations stockées à des endroits différents, chaque trait de mémoire en réveillant un autre, pour une vue d'ensemble toujours plus précise.

Cette image est un bel hologramme, tel que vous en faites tous les jours, quasiment à chaque seconde de votre vie : créer des liens entre toutes ces images en entretient le support, c'est-à-dire le cortex cérébral.

Les médecins ont redécouvert depuis peu cette banale réalité, en mettant au point une technique de réanimation, à la fois simple et très pratique.

En effet, à l'hôpital de Garches en France, près de Paris, il existe un atelier qui accueille de grands traumatisés, tout juste sortis d'un coma profond et prolongé ; à leur réveil, il leur est proposé une rééducation de leur mémoire, grâce à l'utilisation d'une palette de parfums.

Les thérapeutes de cette unité un peu particulière enquêtent tout d'abord auprès de la famille sur les préférences olfactives de leur patient. Si un parent leur signale une odeur de fraise ou de chocolat, comme étant tout particulièrement appréciée autrefois par la personne, on teste l'odeur désignée en la lui soumettant.

La plupart du temps au moment de leur admission dans ce service, les personnes traumatisées ne peuvent ni bouger, ni parler, mais ces odeurs réveillent en eux des émotions passées, qui sont associées à des mots, qu'ils s'efforcent alors de prononcer. Et cela marche ! avec de la patience, grâce à une odeur qui leur était familière, ces personnes au cerveau choqué retrouvent peu à peu leur mémoire, celle des images, des mots, des sensations, des émotions ...

Pourquoi utiliser la mémoire des parfums ? peut-être parce que les voies olfactives sont les seules voies sensitives à éviter le *thalamus*, cette grosse gare de triage des sensations, un obstacle de plus, peut-être objet de lésions encore non réparées, avant de rejoindre le cortex, le paléocortex ou rhinencéphale.

Grâce à cette voie d'accès privilégié au cortex, une voie rapide sans obstacle, la première facette – olfactive – de la mémoire est sollicitée : ce stimulus gagne d'autres aires cérébrales, où sont stockées d'autres types d'informations, et la volonté de reconstituer l'image, même avec quelques erreurs, permet de créer une image holographique virtuelle cohérente de l'objet senti, où le mot pour le désigner a sa place dans la mémoire du sujet.

Le cortex est donc bien une plaque holographique que l'on peut éclairer avec un seul type de lumière ; il restituera petit à petit l'ensemble de son contenu d'informations, afin de recréer une image complète du souvenir.

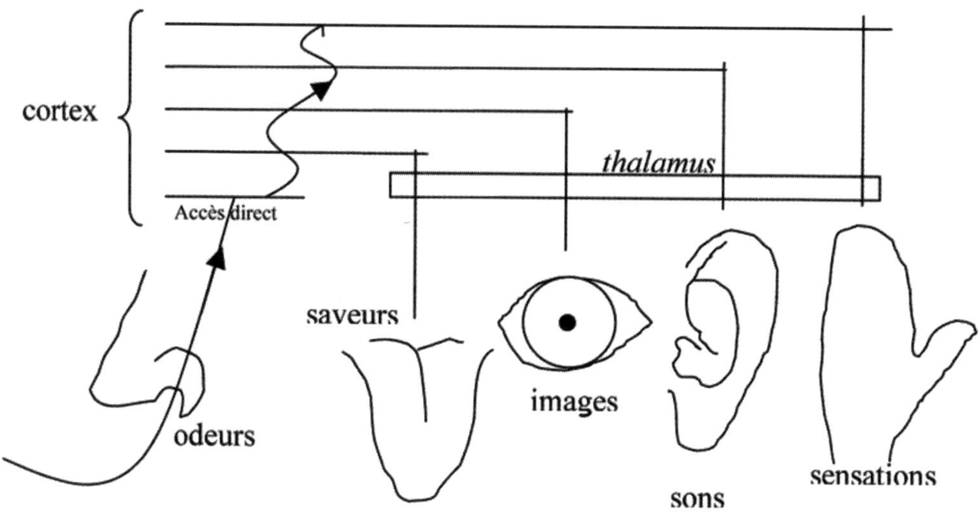

Au figuré, il n'est donc pas interdit d'utiliser le modèle précieux de l'hologramme, pour comprendre les différents objets, les différents sujets, plus généralement *les différentes réalités*, auxquelles nous sommes confrontés.

L'holographie fait partie de notre physiologie, et l'observation de toute chose à l'aide de ce prisme multifacettes, devrait être théoriquement et pratiquement, la plus juste et la plus complète possible.

Ainsi dans la vie courante, si une femme observe un homme, elle va tout d'abord en apercevoir une silhouette, puis entendre sa voix, enfin croiser son regard. Cela lui donne déjà trois informations différentes sur le même sujet. Elle apprendra ensuite qui il est, ce qu'il a fait, comment il se comporte vis-à-vis d'autrui ; autant d'aspects de sa personnalité. Elle écoutera peut-être le jugement que portent sur lui les personnes qui le connaissent, celui de ses amis et celui des autres. Elle saura ses passions, ses dégoûts, ses habitudes... en fait, elle va donc fabriquer l'hologramme le plus complet de cet homme, celui qui la renseigne au mieux et qui puisse la faire communiquer idéalement avec lui.

Cette façon de faire est naturelle ; rien n'est plus banal que cette démarche de l'esprit : dès que nous souhaitons être précis, nous fabriquons des hologrammes les plus larges possibles, afin d'avoir la connaissance la plus intime du sujet ou de l'objet observé.

On peut aussi faire appel à ce modèle de l'hologramme, si l'on veut décrire notre mémoire en action lors de l'écoute d'une personne étrangère ; nous connaissons un certain nombre de mots en espagnol par exemple, mais il est vraiment impossible de suivre complètement la conversation de cet homme qui parle si vite : plusieurs trous de compréhension apparaissent ; notre cerveau essaie de reconstituer au fur et à mesure les phrases et les idées de l'homme, mais cela reste parfois très approximatif ! ... si l'inconnu est trop grand, alors le contresens n'est pas loin, source de tant d'hilarité parfois entre correspondants étrangers ! Le cerveau fait appel à une mémoire partielle et grâce à un ensemble de références déjà connues, finit tout de même par reconstituer une image fidèle de la pensée de l'orateur ; un peu comme s'il parvenait à effacer les blancs et à reconstituer la pensée exacte de celui qui parle. Une mémoire partielle, mais un message reconstitué presque exactement ...

À l'échelle de la cellule, il vient d'être démontré que l'ADN – le cerveau de la cellule – fonctionnait de même ; pour traiter la myopathie, une maladie génétique où une protéine du muscle n'est plus correctement synthétisée, les chercheurs pratiquent désormais « l'exon skipping » ; ils masquent par un petit bout d'ARN, le gène qui apparaît défectueux, ce qui annule la perturbation constante amenant à la synthèse d'une protéine en permanence inutilisable.

Mieux vaut le silence qu'un message erroné ! l'ADN va ainsi à nouveau produire une protéine utile, légèrement tronquée peut-être (mémoire partielle), mais fonctionnelle.

Si pour produire les protéines, l'ADN fait aussi des hologrammes, en puisant à différents endroits de sa mémoire les gènes qu'il lui faut et si par là, il reconstitue chaque bon message qu'il lui serait utile, alors l'analogie avec la mémoire cérébrale est globalement juste.

Les conséquences en sont énormes, car cela signifierait que la mémoire génétique est à la fois partout et... nulle part sur le support ADN ! comme celle du cerveau ! que plus les organismes sont complexes, plus leur mémoire est riche et donc placée en plusieurs endroits, même pour des protéines standards et basiques de la vie cellulaire ; c'est la combinaison de plusieurs gènes (de plusieurs morceaux de mémoire, même parfois avec un ou deux blancs) qui fait la bonne protéine ; cela, on le sait depuis longtemps !

Mais que vaut alors le projet de recherche américain qui pour 1,3 milliard de dollars a prévu bientôt de recenser les fameux gènes du cancer, afin d'espérer offrir une thérapie du cancer ? ... si l'ADN est un hologramme, on peut déjà comprendre que ce projet sera inutile ; les gènes du cancer seront toujours ailleurs qu'à l'endroit où on aura débusqué des sites impliqués dans le contrôle du cancer : il n'existe pas d'endroit fixe pour la mémoire, puisque l'image virtuelle reconstituée pour la fabrication d'une protéine, procède de plusieurs lieux et est le résultat d'une interaction ou interférence entre plusieurs sites émetteurs.

De la même manière que la mémoire cérébrale est stockée en de multiples endroits, avec des relais obligatoires pour son arrivée sur le cortex, la mémoire génétique sera aussi la résultante de plusieurs sites actifs et/ou inactifs : elle sera(est) une image, une interaction du moment, pas un objet ...

Cette simple réflexion sur les hologrammes et les analogies qui s'offrent entre les 2 types de mémoire, devraient permettre d'éviter aux « scientifiques » (et surtout aux contribuables qui les financent) des erreurs de recherche coûteuses.

La valeur de ce petit livre, ami lecteur, qui avez eu la patience de nous lire jusqu'ici, vous le voyez, est donc immense, pas moins de 1,3 milliard de dollars d'économies pour le peuple américain, si un responsable éclairé, en arrive à cette page.

Vouloir traiter un patient cancéreux par la thérapie génique est d'ailleurs bien une idée de généticien, qui n'a jamais consulté un malade de sa vie, un chercheur très incomplet dans son approche, dans une démarche donc non scientifique ; le problème du cancer mérite plus que tous les autres une approche multifacettes, une vision hologrammatique, où seraient associées les disciplines médicales et paramédicales les plus variées ...

Ainsi, si un médecin reçoit un patient en consultation, il doit savoir ce qu'il mange, ce qu'il boit, où il vit, quand ses symptômes sont apparus, s'il a des problèmes familiaux. Il l'interroge sur son travail, ses habitudes ; il fait ensuite appel à de nombreux examens, sur le sang, les urines ; au besoin, une radiographie, un scanner, une échographie ou une IRM sont ordonnés. Toutes ces questions et ces techniques permettent au médecin de construire de son patient un hologramme aux multiples facettes.

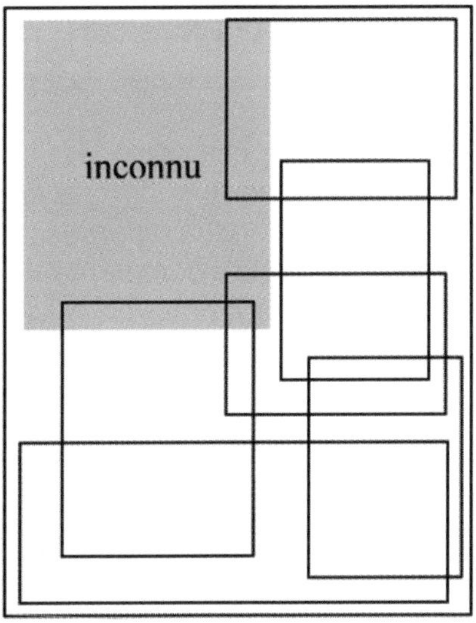

L' hologramme complet d'une personne peut être visualisé par un rectangle, contenant l'ensemble des informations recueillies.

Une partie de cet hologramme est inconnu, tant pour le médecin, qu' en partie pour le patient lui-même.

En matière de thérapeutique, il faudra logiquement aussi faire appel à un hologramme de thérapeutiques, afin de rétablir l'équilibre biologique. Plus le problème posé est difficile et complexe, moins il faut hésiter à recourir à toutes les formes de raisonnement possibles, afin d'apporter au patient les solutions les plus complètes, donc les plus efficaces, selon la logique holographique, et selon la logique tout court.

Toutes les solutions n'ont pas la même importance :

Ainsi, en cas de septicémie grave, l'équation [bactérie = maladie] est juste presque à 100 % ; il faut agir vite et efficacement en perfusant des antibiotiques ; ceux-ci représentent alors pour un patient sa chance majeure de survie. Après ce premier traitement, le corps peut parvenir à se rééquilibrer tout seul, et faire que cette bactérie ne se développe plus.

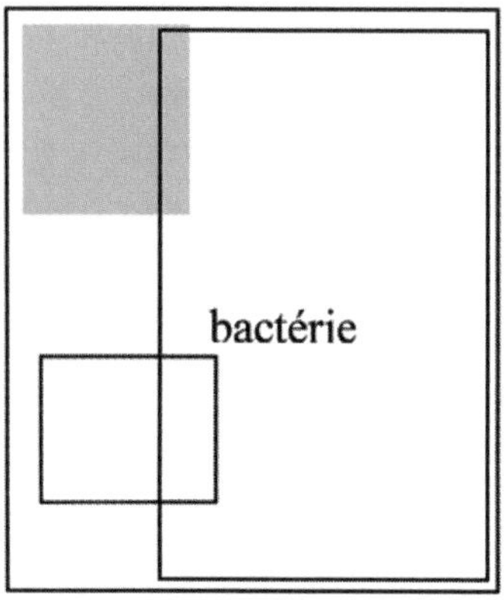

Septicémie
peu d'inconnu,
un coupable désigné
un seul traitement possible.

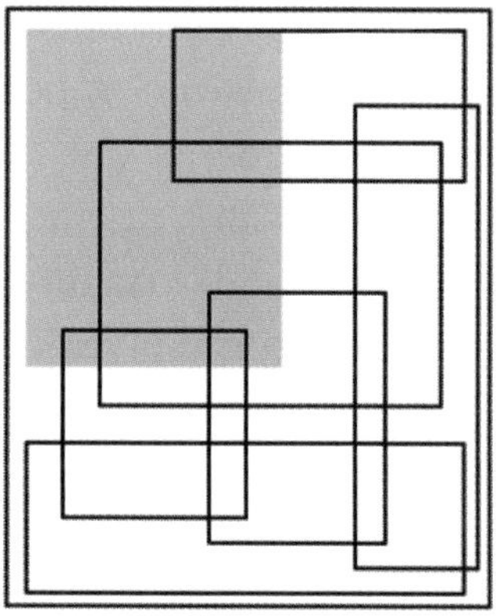

Cancer
des inconnues nombreuses
des causes diverses
des traitements complémentaires.

Pour un cancer à l'inverse, de nombreuses causes intriquées interviennent : l'équation [cancer=tumeur] n'est pas juste, car elle est incomplète ; si bien que si on enlève la tumeur, sans se préoccuper de la quantité de polyamines dans l'intestin, de la vitalité de la moelle osseuse, du statut de la respiration cellulaire aérobie, de l'équilibre hormonal au sens le plus large possible,du passé viral et/ou vaccinal, du mode de fonctionnement psychologique ou encore de la valeur du champ magnétique personnel de la personne, il y a une grande probabilité de récidive.

Cette recherche de la complétude est une nécessité, surtout pour tous ces patients, qui n'ont plus le temps devant eux : il faut agir vite et juste, non pas seulement selon un protocole imposé par la mode pour un produit ou un cocktail de produits, mais selon une logique holographique, qui vise le rétablissement à l'optimum des 4 fonctions du corps ! c'est simple, c'est sûr.

Ôter une tumeur localisée, même par des moyens sophistiqués (chimiothérapie sélective, radio-immunologie), puis se contenter d'une surveillance épisodique par une imagerie toujours plus fine, est holographiquement stupide, car très incomplet : rien n'a été fait pour changer les conditions d'apparition de la future récidive.

Si cela n'a pas été réalisé, c'est que la réflexion du thérapeute en charge du malade a non pas été fausse, mais a été incomplète ! Ainsi souvent, les patients qui sortent de l'hôpital après l'opération d'un cancer, ont recours aux médecines alternatives ou complémentaires ; ils savent bien, eux, qu'une partie d'eux-mêmes n'a pas été prise en compte pour leur guérison future ; ils savent aussi qu'il faut faire vite : en fonction de l'état d'avancement de la maladie et de la volonté du patient, il s'agit alors d'actionner plusieurs leviers, tels que décrits dans ce livre : 10 logiques valent mieux qu'une ou deux ; la limite est donnée par le patient lui-même, par ce qu'il peut accepter, suivre et comprendre.

Le modèle de l'hologramme permet alors de construire pour une personne le programme idéal, de ne rien oublier qui soit important, au regard des 4 grandes fonctions décrites dans les pages précédentes ; pour un médecin, se former à une démarche holographique ou holistique, c'est élargir sa formation plutôt que de se spécialiser ; les spécialistes sont indispensables pour les disciplines techniques, comme la réanimation, l'imagerie, la chirurgie ou l'ostéopathie (sans exclusive) ; les non-spécialistes ou thérapeutes holistiques sont tout aussi précieux à la médecine préventive, celle qui évitera la rechute dans quelque syndrome que ce soit ! Si les deux types de médecins doivent exister, ils doivent surtout cohabiter, chacun recherchant en l'autre ce qui manque dans sa démarche.

Le corps est un hologramme ; 4 grandes fonctions et 4 seulement, sont retrouvées à l'échelle macro- et microscopique ; en prévention, au sein d'une stratégie anti-âge, ou bien en thérapeutique, pendant et après une intervention précise, il est nécessaire toujours d'en rétablir l'interaction optimale.

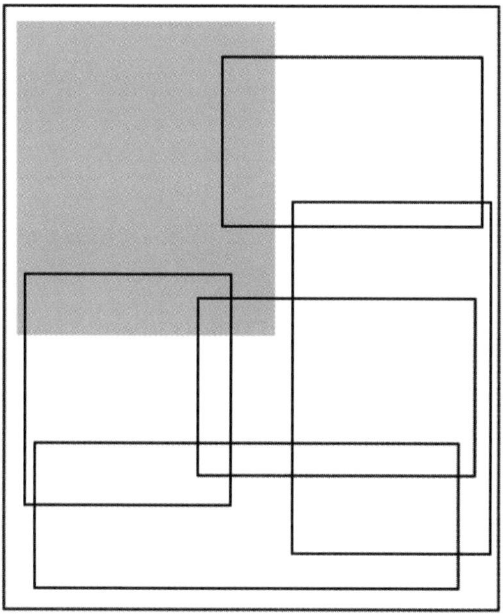

L'hologramme de la Connaissance,
une image à multiples facettes, comportant une part d'inconnu.

« La logique mène à tout, à condition d'en sortir ... »

Alphonse Allais (journaliste et écrivain) 1854 -1905

Achevé d'imprimer par Corlet, Imprimeur, S.A. - 14110 Condé-sur-Noireau
N° d'Imprimeur : 92454 - Dépôt légal : juillet 2006 - *Imprimé en France*